HYGIÈNE
DE LA VUE

OUVRAGE
UTILE A TOUT LE MONDE

PAR

ARTHUR CHEVALIER

OPTICIEN

La vérité est un coin qu'il faut
faire entrer par le gros bout.
FONTENELLE.

TROISIÈME ÉDITION
avec figures.

PARIS

CH. ALBESSARD, LIBRAIRE – ÉDITEUR

8, RUE GUÉNÉGAUD

—

1864

HYGIÈNE
DE LA VUE

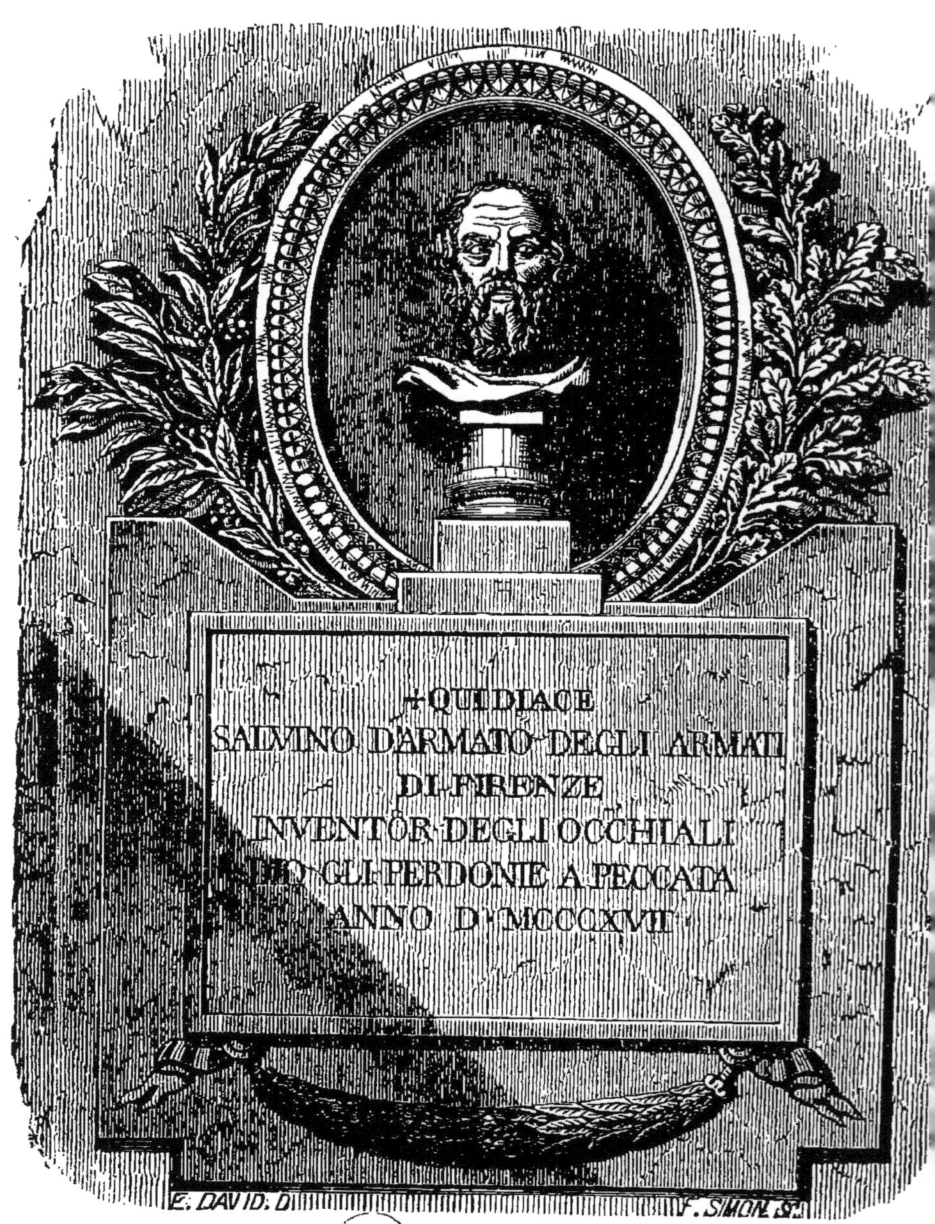

TOMBEAU DE SALVINO ARMATO
INVENTEUR DES LUNETTES, BIENFAITEUR DE L'HUMANITÉ.

HYGIÈNE
DE LA VUE

OUVRAGE

UTILE A TOUT LE MONDE

PAR

ARTHUR CHEVALIER

OPTICIEN

La vérité est un coin qu'il faut
faire entrer par le gros bout.
FONTENELLE.

TROISIÈME ÉDITION
Avec figures

PARIS

CH. ALBESSARD, LIBRAIRE-ÉDITEUR
8, RUE GUÉNÉGAUD

1864
Tous droit réservés.

PARIS.—IMPRIMÉ CHEZ BONAVENTURE, DUCESSOIS
55, QUAI DES AUGUSTINS.

PRÉFACE

La vue est sans contredit le plus précieux
de nos organes; aussi tout ce qui se rattache
à la conservation de ce sens précieux pré-
sente-t-il le plus haut intérêt. C'est afin de
donner des conseils salutaires et utiles à tout
le monde que nous publions aujourd'hui cette
troisième édition de notre *Hygiène de la vue*.
Le succès toujours croissant de ce livre s'explique par son utilité, car il traite d'une des
plus importantes questions, celle des lunettes,
de leur application, des moyens de reconnaître

1.

leurs qualités; ce livre donne aussi les moyens de conserver la vue, et d'éviter une foule d'affections qui tendent à nous priver du « plus beau joyau du corps humain, » pour nous servir de l'expression de Charron.

Espérons que cette troisième édition, revue avec soin et enrichie de figures, continuera à se populariser dans l'intérêt général.

ARTHUR CHEVALIER,
OPTICIEN,
Palais-Royal.

LES MARCHANDS DE VUE

ESQUISSE DU CHARLATANISME.

Si le charlatanisme fait chaque jour d'immenses progrès, il faut s'en prendre, non aux charlatans, mais bien au public qui les accueille, et certes, de nos jours, si tant de gens vivent au profit des autres à l'aide de moyens contraires à la vérité et au bon sens, il faut, je le répète, s'en prendre à ceux qui encouragent de semblables procédés.

Lorsque les produits vendus dans le commerce s'appliquent à des choses touchant à l'hygiène publique, qui, par cette raison, ont souvent rapport avec la science, il arrive que, les connaissances spéciales manquant, le public se laisse plus facilément prendre aux réclames et aux annonces mensongères qui pullulent de tous côtés. Cependant, rien n'est plus simple que de se renseigner, et l'indifférence est plutôt la source de l'augmentation des charlatans et du charlatanisme.

A propos des lunettes et des maladies des yeux, il faut s'armer, pour combattre, d'une maxime d'un de nos premiers docteurs oculistes, **M.** le docteur Magne. Il est dans le vrai lorsqu'il dit : « Voulez-vous détruire le charlatanisme, ouvrez à deux battants le sanctuaire de la science. »

Dans cette esquisse du charlatanisme à propos de lunettes, nous voulons donner à chacun les moyens de se mettre en garde contre la masse de piéges tendus chaque jour à la crédulité publique, et dont le fâcheux résultat est d'amener à la cécité une partie de la population. Nous serons clair et précis, et chacun alors pourra voir de quel côté est la vérité.

Qu'on le sache une bonne fois, il n'y a aucun cristal particulier pour faire des verres de lunettes ; le meilleur verre est le *plus blanc*, le *plus limpide*, celui qui ne présente aucun défaut. Tous les mots imaginables sont employés chaque jour dans les réclames. Ainsi, on trouve du cristal *épuré, purifié, anglais, parallèle, convergent, divergent, perfectionné*. Chaque jour voit éclore de nouvelles désignations au bas desquelles le public peut inscrire, sans se tromper, ces mots qui résument tout ce verbiage : Charlatans, charlatanisme !

Parlons aussi de ce fameux *cristal de roche du Brésil* qui rétablit, soutient, soulage les vues les plus affaiblies. Là encore, c'est le charlatanisme, et il est immense, car le cristal de roche peut provenir du Brésil ou de Cochinchine sans que cela fasse rien à la chose, et, de plus, il est prouvé en optique que cette substance est détestable pour la vue. Malgré cela, que de personnes croient avoir tout dit en parlant des verres en cristal de roche.

Chacun peut, de prime-abord, résoudre la question, car : 1° les verres les plus répandus (ceux que l'on trouve partout) sont faits en grossier verre à vitres, ils sont verdâtres, mal polis ; 2° ils sont fabriqués à la machine à vapeur. On les envoie à Paris ou dans les grands centres, et c'est là que les *marchands de lunettes* (ne pas confondre avec l'opticien) vont les chercher, et les débitent absolument comme on vendrait le plus infime des objets.

Les bons verres, ceux en verre pur, blanc, travaillés un à un avec précision, ne se trouvent que chez l'opticien véritable, qui les fabrique *chez lui*, dans ses ateliers, chez celui dont la notoriété est reconnue.

Ceux qui vendent les verres à vitres dont je viens de parler n'ont donc pas de fabrique, tout leur savoir consiste à employer des mots singuliers pour attirer le public. Outre la mauvaise qualité des verres qu'ils délivrent, comme ils sont dans la plus complète ignorance des lois de l'optique, ils donnent à tort et à travers des verres nuisibles, sous le rapport de la force, de sorte que l'acheteur y perd ses yeux et son argent.

Comment le public peut-il se laisser prendre à de telles manœuvres? Il faut, certes, peu réfléchir pour voir combien est intolérable un pareil charlatanisme.

Ainsi, que signifie la désignation d'*oculiste opticien*. Pourquoi oculiste? de quel droit? Ont-ils une fabrique, ceux qui osent afficher ainsi un titre qui n'est l'objet d'aucun contrôle. Cependant cela fait bien, le public s'en arrange, et une telle enseigne, avec quelques têtes en cire dépouillées, sert souvent à faire la fortune de plusieurs.

Et l'annonce des qualités de verres! Ah! vraiment il faudrait de la patience pour énumérer les turpitudes annoncées; en voici quelques-unes. Le public appréciera, qu'il juge donc en dernier ressort !

« Mes verres peuvent durer dix ans, tandis que les autres ne durent qu'un an. »

C'est garanti comme les pendules.

« Les vieillards peuvent voir comme à quinze ans. »
C'est merveilleux !

« Verres pour les vues qui voient voltiger des points noirs. »

Impossible !

« Verres pour les paupières couvertes de sang. »
Des verres pour les paupières, voyez-vous cela ?

« Verres pour les paupières qui tremblent de faiblesse. »
Voir ci-dessus.

« A la seule inspection des yeux d'une personne, je donne les verres les meilleurs. »

Cette propriété personnelle est vraiment miraculeuse, et cette inspection a quelque chose d'admirable.

« Inventeur des lunettes curatives à verres gradués et purifiés. »

Nombreuses propriétés.

« Et celui qui est parvenu après de nombreuses années de recherches à inventer un verre qui, par sa douceur, fortifie les vues les plus altérées. »

Belle invention ; qu'en dira-t-on ?

« Rien ne vaut le véritable cristal de roche garanti du Brésil. »

Surtout du Brésil ; sans cela, pas de guérison !

« Guérison immédiate par les verres sphériques flint glass cristal de roche pour conserver la vue. »

Drogue composée à grand effet.

« Verres spéciaux pour les vues qui ne voient qu'un peu et qui seraient abandonnées par beaucoup d'opticiens. »

Lesquels ?

« Système réactionnaire de la vue. »
Trop politique.

Le côté comique de ces réclames est vraiment singulier ; mais, hélas ! c'est avec tout cela que le public se laisse prendre ; il me semble qu'il est fort simple de s'y soustraire. Que chacun se tienne donc sur ses gardes.

Dans les grandes villes, les fabricants sérieux combattent encore le charlatanisme ; mais, en province, hélas ! les charlatans foisonnent et perdent chaque année des milliers de vues. Toute la France est sillonnée d'un nombre infini d'*oculistes opticiens*, tous plus savants les uns que les autres ; vraiment, cela fait pitié !

Un verre de lunette, c'est un médicament ! Il

doit être fait avec précision, et surtout bien appliqué. *De mauvaises lunettes peuvent rendre aveugle, cela est réel et indiscutable.* Malheureusement cela se voit chaque jour.

Les verres doivent, comme je l'ai dit, être faits en verre *extrablanc, limpide,* centrés, égaux d'épaisseur, polis un à un. Ils doivent être faits en beau verre (silicate de potasse ou *crown glass* pur).

Le public doit exiger d'un opticien :

1° Qu'il fabrique (suivant les règles que je viens d'énumérer);

2° Celui qui ne fabrique pas ne peut répondre de ses produits;

3° Le public doit donc exiger la visite de la fabrique, c'est une garantie plus grande qu'il ne peut supposer;

4° Il est aussi très-facile au public de savoir à qui il s'adresse. Est-il connu, cet opticien? a-t-il fait ses preuves? est-il recommandé par les savants? a-t-il fait des travaux reconnus utiles? Voilà une foule de questions qu'il faut résoudre en faveur de la personne à qui l'on s'adresse, ou, sans cela, on ne doit pas confier sa vue; car le faire au premier venu est une erreur que l'on peut payer cher;

5° Ce n'est pas tout qu'un opticien fabrique ses verres, il faut qu'il sache l'optique de la vision, et cela d'une manière parfaite, ou, autrement, il ne pourra que nuire à la vue de ses semblables.

Du reste, l'importance de la qualité, du choix des lunettes a été prévue et indiquée depuis des siècles. Malheureusement le monde a toujours fait peu attention à cela. Descartes, le savant philosophe, a discouru sur ce sujet. Puis, de nos jours, nos savants oculistes, MM. Desmarres, Magne, Cusco, Blanchet, Follin, Giraud-Teulon, Liebrich, H. Frémineau, Wecker, Desormeaux, Fano, Lanne, Herschell, Sichel, Coursserant ont beaucoup fait pour cette question, en popularisant des idées justes basées sur la science.

M. le docteur Magne a écrit un savant traité pour insister sur la réglementation de la vente des verres de lunettes. Nous-même, nous avons dernièrement demandé au sénat d'examiner la question, et notre pétition a été discutée dans la séance du 8 mars. Malheureusement on a passé à l'ordre du jour, tout en reconnaissant l'utilité de la chose. Dans le rapport, on trouve cette phrase qui devrait être plus appliquée qu'elle ne l'est réellement. « La préférence finira toujours par être accordée à celui qui la mérite par ses talents et la bonne foi qu'il apporte dans son commerce. »

HYGIÈNE
DE LA VUE

I

HISTORIQUE DES LUNETTES OU BESICLES

Nous esquisserons ici l'origine des lunettes ; on trouvera dans le *Manuel des myopes et des presbytes* ce qu'il y a de plus complet sur ce sujet.

On n'est pas d'accord sur l'étymologie du mot *besicles* ; les uns veulent qu'il vienne de *bis* et *oculus* (deux yeux), les autres de *bis* (deux fois) et de *cyclus* (cercle). Quant au mot *lunette*, il a été formé, d'après l'avis de certaines personnes, en prétendant que les verres avaient la forme de deux petites lunes.

Les anciens ne connaissaient pas les lunettes, mais seulement le globe de verre plein d'eau, ainsi que le rapporte Sénèque. En ce temps-là, on était donc forcé d'être pour ainsi dire aveugle, quand la vue s'affaiblissait. Cicéron, Cornélius Népos, Suétone disent à cet égard que, lorsque la vue perdait de sa force, on se faisait faire la lecture par des serviteurs.

Après avoir feuilleté tous les manuscrits anciens, relations, etc., on est forcé d'accorder la palme d'inventeur à Salvino Armato, gentilhomme florentin, qui vivait vers 1300. Nulle part, avant qu'il soit question de Salvino Armato, on ne trouve trace d'invention des lunettes.

Comme preuve évidente, on peut lire dans la *Florence illustrée* de Leopoldo del Migliore, antiquaire florentin, le passage suivant : « Mais il est un autre souvenir d'autant plus précieux que, par son moyen, nous parvenons à savoir que le premier inventeur des lunettes fut un gentilhomme florentin, le seigneur Salvino Armato, petit-fils d'Armati, de noble origine, qui laissa le nom de séjour des Armati, encore en usage aujourd'hui, à la petite ruelle située derrière le Centaure... et l'on peut voir l'effigie de ce personnage, étendue, en habit civil, sur une grande dalle, avec l'inscription suivante :

QUI DIACE
SALVINO D'ARMATO DEGLI ARMATI
DI FIRFNZE
INVENTOR DEGLI OCCHIALI
DIO GLI PERDONIE A PECCATA
ANNO M.CCCXVII

(Ci-gìt Salvino Armato d'Armati, de Florence, inventeur des lunettes. Dieu lui pardonne ses péchés. Année 1317.)

Ainsi donc, gloire à Salvino, le bienfaiteur de l'humanité, l'inventeur des lunettes !

Mon père avait toujours eu l'idée de faire rechercher le tombeau d'Armati. Enfin, il y a quelques années, il pria M. Tito Puliti, savant florentin, de faire des recherches à ce sujet. Quelque temps après, il reçut une épreuve photographique d'après laquelle mon père fit faire la gravure placée en tête de ce petit volume. L'ancien tombeau a été détruit ; mais, à la même place, il a été refait, non pas du même genre, mais qu'importe ! après trois siècles, on peut encore voir, sur un point de la terre, un petit monument élevé à un homme qui devrait avoir sa statue dans l'univers entier.

C'est donc à mon père, Charles Chevalier, et à

2.

l'obligeance du savant Tito Puliti, que l'on doit la reproduction fidèle du tombeau d'Armati. On est si heureux de rendre hommage aux grands génies !

II

ANATOMIE DE L'ŒIL

Pour bien comprendre la théorie de la vision, pour savoir apprécier l'usage que l'on doit faire des lunettes, il est indispensable de connaître comment l'œil est fait, quelles sont ses diverses parties ; en un mot, il est utile de posséder l'anatomie de l'œil.

Comme on le sait, l'œil est situé dans la cavité osseuse nommée *orbite ;* il y est maintenu à l'aide de muscles dont nous parlerons tout à l'heure. Les paupières sont destinées à protéger l'appareil de la vision ; elles sont bordées par les cils qui, ainsi que les sourcils, empêchent la poussière et les corps étrangers de s'introduire dans l'œil.

L'arête postérieure des paupières est bordée

d'une rangée de petits trous, qui ne sont autre chose que les orifices des *glandes de Meibomius,* qui secrètent une humeur sébacée chargée de retenir les larmes, et de tenir le bord des paupières dans un état moelleux.

Une des parties accessoires les plus intéressantes est l'appareil lacrymal, qui sert à produire les larmes et à lubrifier le globe de l'œil.

Il se compose de la glande lacrymale, de la caroncule lacrymale, des points lacrymaux, des conduits lacrymaux et du sac lacrymal. — *La glande lacrymale* est située à la partie extérieure et supérieure de l'œil ; elle a la forme d'un œuf et la grosseur d'une amande. En soulevant la paupière supérieure, on peut apercevoir une partie de cette glande ; c'est elle qui sécrète les larmes, elle est donc située au-dessus du petit angle de l'œil.

A l'angle de l'œil, du côté du nez (grand angle), on voit la *caroncule lacrymale,* que l'on prend généralement pour l'appareil producteur des larmes, tandis que ce petit appareil sert à en enlever l'excès. La caroncule est percée de deux petits conduits qui se nomment les *conduits lacrymaux ;* ils viennent s'ouvrir dans le *sac lacrymal,* qui les mène à une ouverture dans le canal nasal, ou conduit percé dans le nez. — Lorsque les larmes

coulent en abondance, les points et conduits lacrymaux ne peuvent les absorber toutes ; comme
on le sait, la plus grande partie est rejetée en
dehors. Cependant il s'en écoule par le nez, tout
le monde l'a observé.

La face interne des paupières est doublée par
une membrane mince qui se nomme *conjonctive*,
et qui se réfléchit sur le globe oculaire ; cette
membrane tapisse aussi le sac lacrymal, vient se
perdre dans les fosses nasales et acquiert alors de
nouvelles propriétés ; elle s'appelle *membrane pi-*

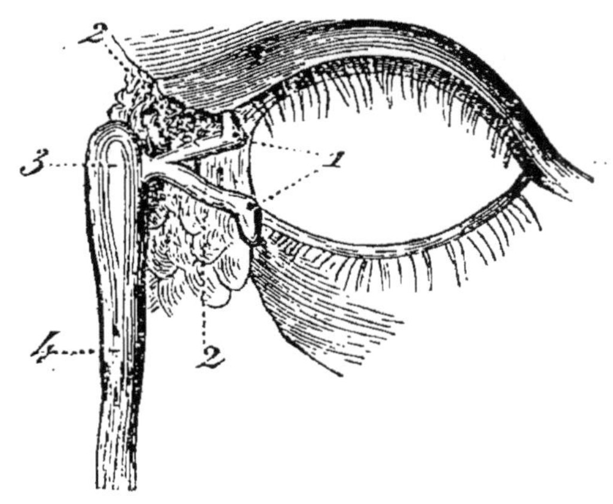

Fig. 1.

1, 1. Points lacrymaux.   3. Sac lacrymal.
2, 2. Conduits lacrymaux.   4. Canal nasal.

tuitaire. On sait qu'un fort rhume de cerveau
enflamme souvent la conjonctive. Il y a telle con-

nexion entre les inflammations des fosses nasales et l'œil, qu'un rhume de cerveau peut produire une ophthalmie, et réciproquement.

La fig. 1, que j'emprunte à M. Desmarres, montre parfaitement l'appareil des voies lacrymales; dans cette figure, on ne peut voir la glande qui est cachée à la partie externe, et sous la paupière supérieure.

Voyons maintenant les muscles de l'œil, représentés fig. 2; cette fidèle reproduction est due à M. le docteur Jamain, dont les savants travaux sont si connus.

Les muscles de l'œil sont au nombre de six : 1° le muscle droit interne ; 2° le muscle droit externe ; 3° le muscle droit supérieur ; 4° le muscle droit inférieur ; 5° le grand oblique ; 6° le petit oblique.

Le muscle droit interne est destiné à faire mouvoir l'œil du côté du nez. Il est le plus court des muscles de l'œil. Le muscle droit externe attire l'œil en dehors du côté de la tempe. Le muscle droit supérieur est destiné à porter l'œil en haut. Le muscle droit inférieur attire l'œil en bas. Le grand oblique, le plus grand des muscles de l'œil, monte obliquement en longeant la paroi interne de l'orbite, pénètre dans une petite anse située à cette cavité, et descend ensuite s'insérer à la partie supérieure et interne de la sclérotique. Le petit

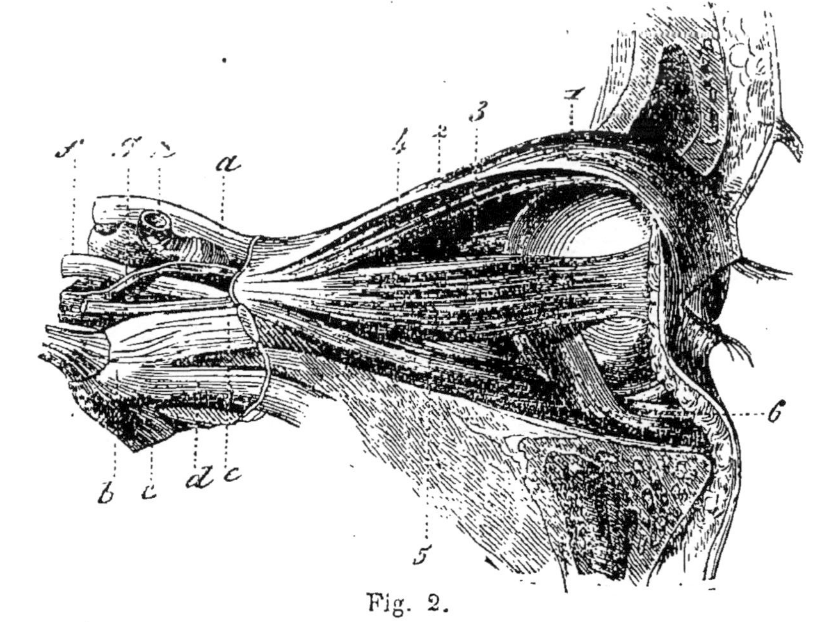

Fig. 2.

1. Muscle élévateur de la paupière supérieure. — 2. Droit supérieur.—3. Droit interne.—4. Droit externe. — 5. Droit inférieur.—6. Petit oblique. — *a*, Nerf optique. — *b*, Ganglion de Gasser.— *c*, Nerf maxillaire inférieur.—*d*, Nerf maxillaire supérieur.—*e*, Branche ophthalmique de Willis.— *f*, Nerf moteur oculaire commun. — *g*, Nerf pathétique —*h*, Artère carotide.

oblique s'attache à la sclérotique entre les muscles droit externe et droit inférieur.

Tels sont les muscles chargés de diriger l'œil dans toutes les directions. Cinq de ces muscles naissent d'un anneau fibreux situé au fond de l'orbite; le petit oblique prend naissance sur l'orbite, en dehors de la gouttière lacrymale; les mouvements de l'œil sont très-doux, car toute la coque oculaire est entourée d'un véritable coussin graisseux.

Outre les muscles extérieurs de l'œil, il y a aussi des muscles intérieurs. Ainsi la choroïde a son muscle tenseur; la pupille a un constricteur, un dilatateur. Il existe encore une foule de parties accessoires de l'œil, toutes plus admirables les unes que les autres, mais le cadre de cet ouvrage ne nous permet pas de les signaler.

Il y a une multitude de nerfs qui se rendent à l'œil; ainsi les muscles qui le font mouvoir reçoivent les rameaux des troisième, quatrième et sixième paires: —La quatrième paire, ou pathétique, se rend au muscle grand oblique, la sixième paire au droit externe; les cinq autres muscles sont animés par la troisième paire, ou nerf moteur oculaire commun. Le muscle élévateur de la paupière est compris dans ces cinq muscles.

Dans le strabisme divergent, le nerf oculo-moteur est paralysé, et par ce fait, cinq muscles deviennent inertes ; le droit externe agit seul et tire l'œil du côté de la tempe. La paralysie de la sixième paire donne le strabisme convergent. On voit, d'après ces exemples, combien il est utile d'étudier ces muscles.

Quant aux vaisseaux, disons que le plus grand tronc artériel vient de la carotide interne et constitue *l'artère ophthalmique*, qui vient ensuite former l'artère frontale, et la dorsale du nez. Il y ensuite l'artère centrale de la rétine, l'artère lacrymale, les artères ciliaires, l'artère susorbitaire, les artères palpébrales, etc. La veine la plus importante est la veine ophthalmique, puis ses divisions qui se rendent au front, au sac lacrymal et aux autres parties de l'œil.

Outre ces vaisseaux, il y a ceux de la choroïde, de l'iris, qui sont fournis à ce dernier par les artères ciliaires.

Voyons maintenant les différentes parties de l'œil proprement dit.

La fig. 3 représente l'œil humain fendu verticalement.

La *sclérotique ss*, nommée vulgairement blanc de l'œil (cornée opaque), est une membrane dure, résistante, opaque, contenant toutes les autres parties de l'œil. Elle forme les quatre cinquièmes du globe oculaire.

La sclérotique est moins épaisse en avant qu'en arrière ; elle est percée en arrière d'un trou, ou mieux d'une multitude de petits trous donnant passage au nerf optique ; en avant, elle devient limpide et constitue alors la cornée transparente.

La *cornée transparente cc* est placée, comme nous venons de le dire, en avant de la sclérotique ; elle ressemble parfaitement au segment d'une sphère plus petite ajoutée à une plus grande ; elle est formée de six lames superposées ; elle ne contient ni nerfs ni vaisseaux sanguins. Sa face antérieure est convexe et la postérieure concave ; elle est recouverte, à l'extérieur, d'un enduit muqueux et d'un épiderme d'une nature particulière.

La sclérotique est tapissée, à l'intérieur, par une membrane très-mince, molle, celluleuse, d'un brun foncé, nommée *choroïde ;* cette membrane s'étend depuis l'ouverture postérieure de la sclérotique jusqu'au cercle ciliaire, et joue dans l'œil le rôle de l'enduit noir que l'on met dans les instruments d'optique. Si on fait macérer la choroïde dans l'eau, elle devient transparente et perd de sa couleur. Il paraît que la teinte noire qui lui est propre est due à de l'oxyde de fer. Elle paraît formée d'une trame celluleuse très-déliée, réunissant des vaisseaux artériels et veineux.

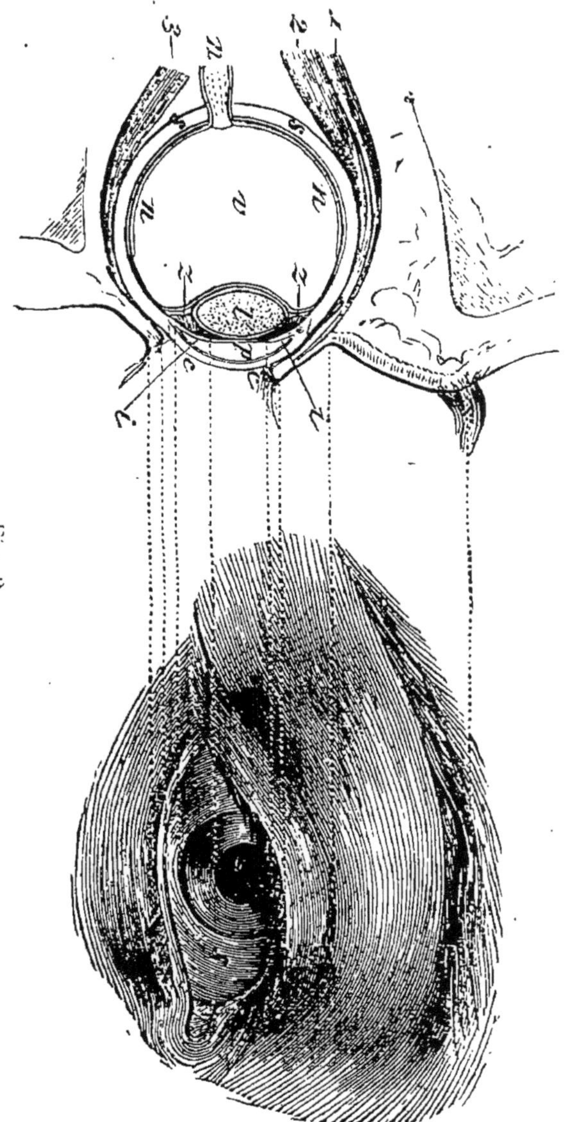

Fig. 3.

Le *cercle ciliaire* est un anneau grisâtre, épais, large d'une ligne ou deux à peu près, situé entre la choroïde, l'iris et la sclérotique; il est pulpeux et est considéré comme un ganglion nerveux. L'iris y est enchâssé dans la petite circonférence qui formé saillie au-devant de lui.

L'*iris ii* est une cloison membraneuse placée derrière la cornée, verticalement, dans la partie antérieure du globe de l'œil. Son diamètre est percé d'un trou *p*, nommé *pupille*, dont le diamètre varie constamment, suivant la quantité de lumière nécessaire à la vision. Tout le monde sait que l'iris est coloré diversement suivant les individus, et qu'il présente la teinte brune, grise, bleue, verdâtre, etc. La teinte de l'iris est plus foncée vers la pupille. On distingue sur la surface de l'iris une foule de stries saillantes dont le nombre est de soixante-dix à quatre-vingts. La face postérieure de cette membrane est recouverte d'un enduit noir nommé *uvée*, qui se continue avec la choroïde.

Les *procès ciliaires zz* sont de petits corps saillants, vasculo-membraneux, placés les uns à côté des autres en rayonnant, et entourant le cristallin en forme de couronne. Ils sont placés derrière l'iris, et sont au nombre de soixante à quatre-vingts. Leur ensemble a reçu le nom de *corps ciliaire;* ils reçoivent presque autant de vaisseaux à eux seuls que les autres parties de l'œil.

Le *cristallin l* est une véritable lentille, plus convexe à l'intérieur qu'à l'extérieur; chez le fœtus, il est presque sphérique.

L'axe du cristallin correspond au centre de la pupille. Son diamètre est de quatre lignes et son épaisseur de deux lignes environ. Il est placé derrière la pupille, baigné sur sa face antérieure par l'humeur aqueuse, et ayant sa face postérieure logée dans une cavité du corps vitré.

L'espace compris entre le cristallin et la cornée transparente est occupé par un liquide limpide et transparent nommé *humeur aqueuse p* (chambre antérieure). L'espace contenu derrière le cristallin est occupé, jusqu'au fond de l'œil, par l'humeur vitrée ou corps vitré *v* (chambre postérieure), contenu dans les cellules de la membrane hyaloïde. Ces cellules sont intimement liées entre elles, de sorte que si l'on pique l'humeur vitrée, il ne sort que très-peu de liquide, car il ne se vide que quelques cellules.

Le cristallin se compose d'une capsule contenant un liquide particulier (*humeur de Morgani*), dans lequel se trouve la lentille ou cristallin proprement dit. Certains auteurs nient la présence de ce liquide, et considèrent que le cristallin remplit exactement la capsule.

Sa lentille n'est pas simple, elle est composée de bandelettes superposées ; le noyau est presque sphérique.

La *rétine nn* est une membrane pulpeuse, grisâtre, qui s'étend depuis le nerf optique jusqu'au cristallin, placée par-dessus la choroïde et embrassant le corps vitré, sans toutefois adhérer à la choroïde ; on la considère comme l'expansion du nerf optique *n*, qui entre dans l'œil par le trou fait à cet effet dans la sclérotique, ainsi que nous l'avons déjà dit.

La rétine n'est pas simple ; elle est formée de trois couches : celle amorphe, placée sur le corps vitré ; puis celle nerveuse, puis enfin la couche des bâtonnets (*stratum bacillorum*), recouverte par la choroïde.

La rétine est parfaitement transparente pendant la vie. .

C'est la rétine qui reçoit l'image des objets, et qui la transmet au cerveau.

La face interne de la rétine montre, non loin de l'entrée du nerf optique dans la sclérotique, une tache jaunâtre (*tache de Sœmmering, macula lutea*) qui occupe le centre de l'œil, car le nerf optique s'insère sur le côté, comme le montre la figure.

La *macula lutea* n'existe, suivant Cuvier, que chez l'homme et les quadrumanes.

Le n° 1, indiqué sur la fig. 3, correspond au muscle releveur de la paupière; le n° 2, au muscle droit supérieur; le n° 3, au muscle droit inférieur.

Les nerfs optiques, au nombre de deux, un pour chaque œil, naissent en arrière d'une portion du cerveau, nommée *lobes optiques*, et s'entre-croi-

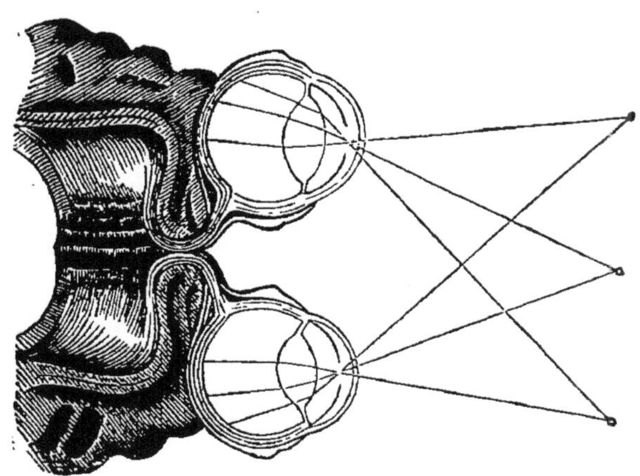

Fig. 4.

sent (*chiasma* des nerfs optiques). A leur origine, ils sont écartés, puis s'entre-croisent et s'éloignent pour pénétrer dans les orbites, où là ils s'épanouissent sur le corps vitré et constituent la rétine.

Cette réunion des deux nerfs optiques explique la vision simple, bien que nous possédions deux yeux.

La fig. 4, empruntée à la *Dioptrique* de Descartes, montre la disposition des nerfs optiques.

J'arrêterai ici cette description que l'on trouvera plus complète dans les ouvrages spéciaux, car ce livre est essentiellement écrit pour les gens du monde.

III

THÉORIE DE LA VISION

Maintenant que nous connaissons les différentes parties qui constituent l'œil, voyons comment s'opère la vision.

Tout le monde connaît la chambre noire, dont les effets sont maintenant rendus si populaires par l'invention de la photographie. Et bien, l'œil est une véritable chambre noire : le cristallin représente la lentille ou l'objectif, et la rétine, l'écran sur lequel l'image vient se reproduire.

Prenons maintenant la coupe de l'œil, et voyons comme les rayons s'y comportent; ce sera semblable à ce que nous avons décrit, mais les choses seront encore mieux comprises.

Ainsi qu'on peut le voir, les rayons O, B (fig. 5)

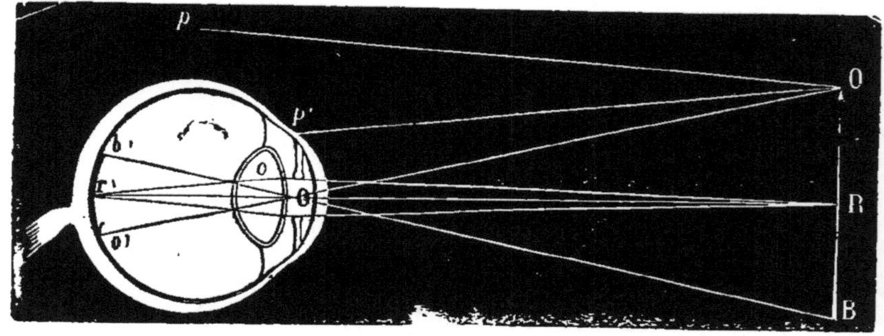

Fig. 5.

partant d'un objet, s'entre-croisent et vont former leur image au fond de l'œil en o', b'. Ces rayons forment des cônes dont les sommets se trouvent en O, B, et dont les bases reposent sur la partie antérieure de la cornée. Les rayons très-divergents, Op, Op', tombant en dehors du cercle, sont perdus pour la vision.

Dans la presbytie, le cristallin étant trop plat, les humeurs peu denses, la réfraction est insuffisante, et les rayons, après s'être entre-croisés, iraient former en F (fig. 6) l'image des objets. En plaçant

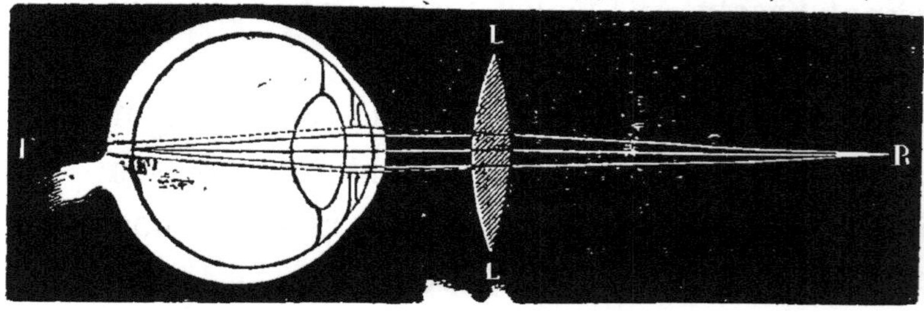

Fig. 6.

devant l'œil une lentille convergente, on compense l'altération, et l'image va se former sur la
rétine F′, ce qui procure la vision distincte.

Dans la myopie, c'est le contraire ; les milieux
et le cristallin sont trop réfringents, l'image se
forme avant d'arriver à la rétine, soit en F (fig. 7);

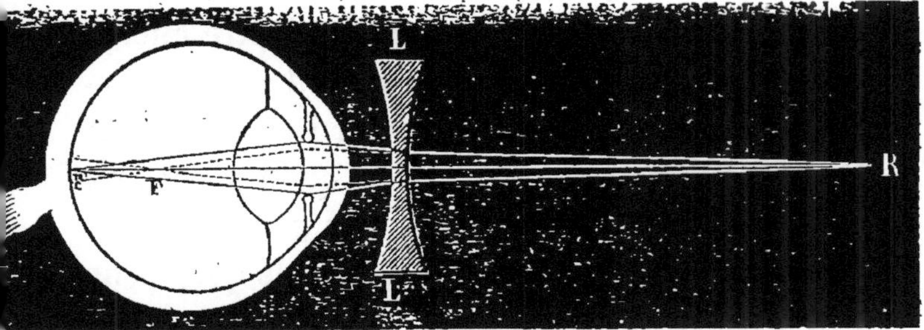

Fig. 7.

une lentille divergente apposée devant l'œil écarte
les rayons et les oblige à former l'image sur la
rétine, en F'.

La faculté que possède l'œil de s'adapter aux
différentes distances a reçu le nom de *faculté de
l'accommodation).* Le champ d'accommodation
pour les petits objets existe de 8 à 40 centimètres ;
pour les objets éloignés, il est difficile d'établir
une règle précise. Dans la vision distincte, la distance est environ de 25 à 30 centimètres pour la
lecture d'un caractère d'imprimerie qui correspond au *neuf.* On nomme *mésoroptre accommodatif*
l'espace où l'on place l'objet pour le voir distinc-

tement et sans aucune fatigue. Lorsque l'on regarde des objets à des distances rapprochées, l'écartement des pupilles varie selon leur plus ou moins de tendance à la convergence. On a nommé cet effet *mésoroptre musculaire*. Sans qu'il y ait myopie ou presbytie, la vision peut être altérée par ce que l'on nomme la *fatigue d'accommodation*, si bien décrite par le docteur Desmarres. On sera peut-être curieux de savoir que les nageurs éprouvent l'allongement de la vue par le contact de l'eau sur la cornée ; on a calculé que, pour voir nettement dans l'eau, il faudrait employer un verre de 7 à 8 lignes de foyer. Les poissons ont l'œil sphérique et d'un foyer très-court ; ils ne peuvent donc voir distinctement que dans l'eau.

Mon père, dans son *Manuel des myopes et des presbytes*, résume ainsi la vision distincte :

« On entend par cette expression la distance à laquelle on peut lire des caractères imprimés d'une grosseur médiocre ; l'éloignement plus ou moins considérable de ce point constitue les différentes vues. Pour les vues ordinaires, cette distance est d'environ vingt-cinq centimètres, d'un mètre et plus pour les presbytes, et de quelques centimètres seulement pour les myopes ; mais pour les vues ordinaires, on ne saurait rigoureusement limiter son étendue, car on peut apercevoir distinctement le même objet, quoiqu'il soit placé à des distances variables. On a cherché à expliquer ce phénomène par des modifications imprimées à la forme du globe oculaire ou à la position du cristallin, modifications qui permettraient à l'œil de s'accommoder aux différentes distances et aux dimensions variables des objets. »

Il nous reste maintenant à savoir pourquoi nous voyons les objets droits, tandis qu'ils se peignent renversés sur la rétine.

L'étude du redressement des images est toute psychologique, c'est l'âme qui voit, et qui voit dans la direction du rayon réfracté, ce qui redresse nécessairement les objets.—On doit donc admettre ce que dit Descartes, dans sa *Dioptrique* :

« Premièrement, à cause que c'est l'âme qui voit, et non pas l'œil [1], et qu'elle ne voit immédiatement que par l'entremise du cerveau ; de là vient que les frénétiques, et ceux qui dorment, voyent souvent ou pensent voir divers objets qui ne sont pas pour cela devant leurs yeux. »

---

[1] Aristote disait : « C'est l'esprit qui voit et non l'œil. »

IV

DU VERRE EMPLOYÉ POUR LES LUNETTES.

**Du cristal de roche.—Du travail des verres.—De la gradua-
tion.—De la forme.—Verres colorés.**

Dans ce chapitre, nous allons examiner la composition des différents verres que l'on emploie en optique, et qui sont :

Le flint-glass ou cristal ;

Le crown-glass ;

Le cristal de roche ou verre naturel.

Le verre est un *véritable sel ;* c'est un *silicate à base de potasse,* de *soude,* de *chaux,* d'*alumine,* dans lequel on mêle souvent les oxydes de fer, de plomb, etc. La silice peut être remplacée sans difficulté par l'acide borique, qui donne aussi de très-bons verres.

Comme on le voit, la silice ou acide silicique est la base des produits du verrier. Elle se trouve à l'état cristallisé (quartz ou cristal de roche), ou cristallin (grès, sable), ou en masses amorphes. Elle est insoluble dans l'eau ; prise à l'état naissant, elle reste à l'état de dissolution dans le liquide.

Les mots flint-glass signifient *caillou cristal,* de sorte que cela n'indique nullement que cette sorte de verre contient du plomb. On ferait mieux de l'appeler silicate de potasse et de plomb, ou *verre de plomb,* car pour le plus grand nombre les mots flint-glass sont totalement incompris.

Le flint-glass sert à la fabrication des verres achromatiques ; il possède un grand pouvoir de dispersion, c'est-à-dire qu'il décompose beaucoup la lumière, et jette par conséquent beaucoup de feux, ce qui est utile pour les objets de cristallerie.

Le flint-glass est un verre détestable à employer pour les verres de lunettes ; car, décomposant beaucoup la lumière, il fournit des verres irisant les objets et fatiguant considérablement l'organe visuel. Un autre inconvénient du flint est qu'il se raye facilement.

Les verres de lunettes en flint-glass doivent donc être tout à fait rejetés. Dans son *Manuel des myopes et des presbytes,* mon père résume ainsi ce que nous venons de dire : *C'est, en un mot, le plus mauvais verre que l'on puisse employer pour les besicles.*

Le crown-glass est un silicate de soude ou de potasse, il n'entre pas de plomb dans sa composition. Les mots crown-glass signifient *verre de couronne,* et se rapportent à la fabrication du verre à vitres, en disques ou couronnes. La désignation *crown-glass* est donc aussi insignifiante pour tout le monde que celle *flint-glass*; mieux vaudrait appeler le crown *verre de sable,* appellation qui désignerait très-bien la substance.

Le crown-glass est plus dur que le flint-glass ; il s'emploie pour nos glaces d'appartements, nos verres à vitres et pour la gobeleterie commune. Cependant, c'est en crown-glass que se font les beaux verres de Bohême qui sont supérieurs à ceux en flint-glass ; car ils sont plus durs, bien qu'il aient moins d'éclat.

L'optique emploie beaucoup le crown-glass, il forme une partie des verres achromatiques ; employé seul, il sert pour les loupes, une multitude de verres et pour les verres de lunettes ; c'est en *crown-glass pur* que doivent être faits les beaux verres de lunettes. Rien n'égale cette substance quand elle est dans des conditions spéciales. En effet, il y a crown-glass et crown-glass. Ainsi on a l'habitude de faire la plupart des verres de lunettes avec *du verre à vitres ou de la glace ordinaire*, et c'est là un grand tort, car on n'a ainsi que des verres faits en crown-glass commun, manquant d'homogénéité, et ayant une nuance plus ou moins verdâtre. *Un tel verre est réellement nuisible pour la vue*, tandis que le *crown pur incolore*, semblable à celui que l'on emploie pour les beaux verres des instruments d'optique de précison, est le seul bon à employer. C'est mon père, Charles Chevalier, qui indiqua cette réforme à faire pour les verres de lunettes, dans son *Manuel des myopes et des presbytes*, page 84 [1].

La limpidité et la blancheur du crown sont deux conditions indispensables, la moindre teinte est nuisible. *Il faut avoir vu les humeurs contenues dans l'œil pour être convaincu de ce que nous avançons ; car leur limpidité éclatante dépasse celle de tous nos verres les plus blancs. Pourquoi donc alors*

---

[1] Les verres de lunettes que l'on fabrique aujourd'hui ne sont certainement pas mauvais; néanmoins, il serait possible d'en façonner de meilleurs. Au lieu de faire usage de glaces ou de verre en feuilles choisi, on fondrait des disques de *crown-glass* semblables à ceux que nous employons pour les objectifs de nos grandes lunettes astronomiques et des microscopes, et l'on pourrait obtenir ainsi une matière plus pure et plus régulière.

ne pas chercher à se rapprocher de la nature?

Le cristal de roche ou quartz (*pebles* des Anglais) est souvent employé pour faire des verres de lunettes. Lorsqu'il est bien taillé, il peut avoir certains avantages ; mais, dans le cas contraire, il nuit à la vue ; nous examinerons donc attentivement cette substance.

Le quartz hyalin ou cristal de roche est un des corps les plus répandus dans la nature ; sa forme primitive est un rhomboïde légèrement obtus, sa pesanteur spécifique est de 2,04 et sa cassure vitreuse. Le quartz hyalin est phosphorescent par la collision ; il étincelle sous le choc de l'acier et jouit de la double réfraction.

Le beau quartz en prismes pyramidés vient de Madagascar ; près de la baie Diego Suarès, on en trouve des blocs énormes, et dans certains endroits on aperçoit des quantités de colonnes gigantesques en beau quart hyalin. Au Brésil, on trouve aussi du quartz limpide ; mais c'est à Madagascar que l'on trouve les plus beaux échantillons de cette substance.

Ainsi que je l'ai dit, le cristal de roche est doué de la double réfraction, propriété que possèdent un grand nombre de substances de donner naissance pour un seul rayon incident à deux rayons réfractés, d'où il résulte que lorsque l'on regarde un objet à travers les cristaux, on le voit double.

C'est Bartholin qui, en 1647, découvrit cette propriété, et c'est Huyghens, en 1673, qui l'étudia.

La double réfraction que possède le cristal de roche le rend donc impropre aux usages de l'optique et en particulier pour la fabrication des verres de lunettes, car si les images ne paraissent pas doubles à travers de tels verres, à cause de leur peu d'épaisseur et de leur mode d'emploi, il n'en est pas moins vrai que la double réfraction existe, et qu'elle peut occasionner un trouble visuel très-considérable, *émousser la rétine*, et déterminer de la *fatigue d'accommodation*, et même de l'*amblyopie*.

Cependant on peut, en taillant convenablement le cristal de roche, éviter la double réfraction. Pour cela, il faut que chaque morceau destiné à un verre de lunettes soit coupé perpendiculairement à l'axe du cristal, comme le représente la fig. 8, sur laquelle j'ai figuré l'axe, et une coupe qui lui est perpendiculaire. — On conçoit qu'il faut, pour cette opération, agir sur *du cristal parfaitement cristallisé*; car, sur des masses amorphes, on peut tailler des morceaux purs, mais doués de la double réfraction.

Il est une chose bien fâcheuse et que nous signalons : *c'est que presque tous les verres en cristal de roché livrés au public sont doués de la double réfraction* ; cependant on l'annonce de tous côtés, et bien des personnes se perdent la vue en se lais-

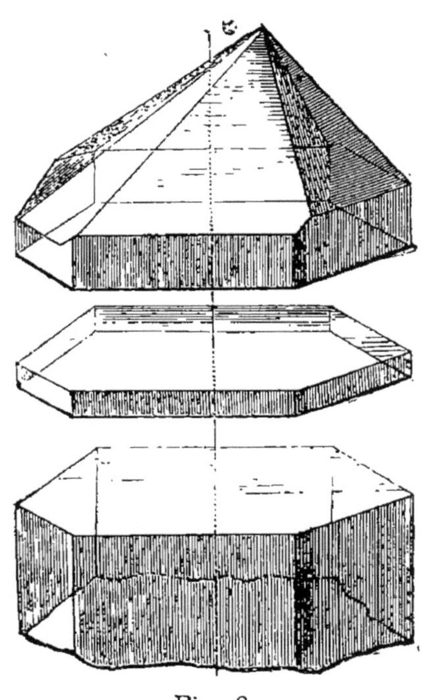

Fig. 8.

sant prendre à ces réclames. *Du reste, bien taillé, le cristal de roche est pernicieux pour la vue,* qu'on le sache.

Relativement à la question importante du travail des verres, nous spécifierons qu'ils doivent être faits avec du *crown-glass pur*, qu'ils doivent être *bien centrés, égaux d'épaisseur, travaillés un à un, polis au papier mince, au tripoli et à la potée d'étain*.

Le crown-glass pur, employé dans la construction des instruments d'optique de précision est un verre fait spécialement pour cet usage et d'une pureté complète, tandis que la *glace ordinaire* et le *verre à vitres* représentent du *crown-glass impur*.

Les verres ordinaires se font en verre à vitres ou en glace commune (crown-glass ordinaire); ils sont aussi fabriqués *au bloc*, c'est-à-dire en masse. Pour les faire, on colle, à l'aide de mastic compacte, cinquante ou cent morceaux de verre sur le bassin ou sur la balle, puis on place par-dessus l'outil inverse, avant que le mastic ne soit refroidi; cela fait, on n'a plus qu'à saisir l'outil armé de verres, et à le frotter avec le corps usant dans l'outil opposé. Cette méthode est fort mauvaise, car tous les verres placés près de la circonférence *n'ont pas des courbures régulières*, et leur poli est ondulé. Tous les verres au bloc sont polis sur du drap épais enduit de rouge anglais, *la machine à vapeur fait mouvoir les outils*, et l'on produit ainsi cette masse de mauvais verres dont l'usage donne naissance à des amblyopies et à des maladies des yeux de toute nature.

Ces verres sont les plus répandus ; on en fabrique peut-être 200 à 300 douzaines de paires par jour, dans un rayon peu éloigné de Paris.

Ici on fait des verres au bloc manuel, et on ne travaille que 20 ou 30 verres à la fois ; en les triant et en choisissant les meilleurs, on peut encore avoir des verres médiocres, mais qui ne peuvent être comparés avec ceux travaillés isolément au papier, et faits avec du crown-glass pur. *Pour ceux travaillés isolément et en verre à vitres, ils sont toujours défectueux en ce qui regarde la matière employée,* et ils sont analogues à ceux faits au bloc manuel et bien choisis.

Pour résumer, nous dirons que le travail des verres de lunettes au bloc, par la machine à vapeur, devrait être *défendu par la loi ;* que ceux travaillés au bloc manuel et triés ne doivent être livrés qu'aux personnes qui ne veulent pas payer le prix modique affecté aux verres parfaits.

Parlons maintenant de l'ajustage des verres dans les montures. Si l'on suppose un verre parfait dont l'axe passe exactement par les centres de courbure, il est évident qu'en le plaçant dans la monture on doit le tailler également de façon à ne pas le *décentrer,* car un très-bon verre pourrait, par ce fait seul, devenir très-mauvais, l'axe se trouvant plus ou moins sur les côtés du verre, ce qui peut dévier l'axe visuel, et engendrer la diplopie.

Les mauvais verres joignent encore à leurs défauts celui d'être mal ajustés, et on peut se figurer alors quelles sortes d'instruments on se place devant les yeux, et combien ils sont *conservateurs de la vue*.

Voyons maintenant les différentes formes de verres.

On distingue dans l'usage général deux sortes de verres : ce sont ceux *isoscèles* et ceux *périscopiques*.

Les verres dits *isoscèles* (de ἴσος, semblable, et de σέλλω, je courbe), comme leur nom l'indique, ont leurs *courbures égales* (fig. 9 et fig. 10).—

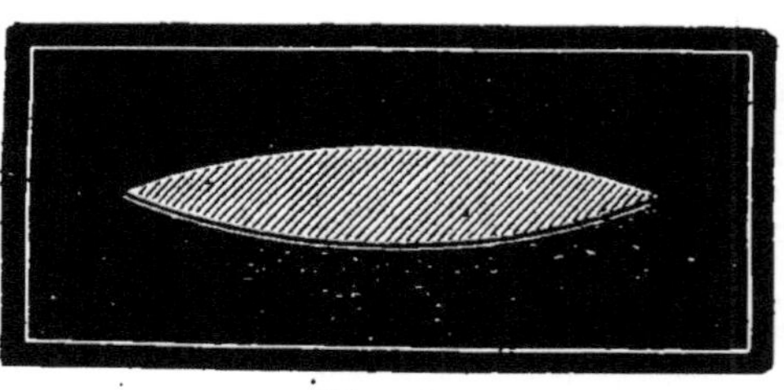

Fig. 9.

Les verres périscopiques (de περὶ, autour, et σκοπέω, voir), ont des courbures inégales.

Le verre convexe (fig. 11) présente la plus forte

courbure à l'extérieur, tandis que c'est le contraire
pour le verre concave (fig. **12**).

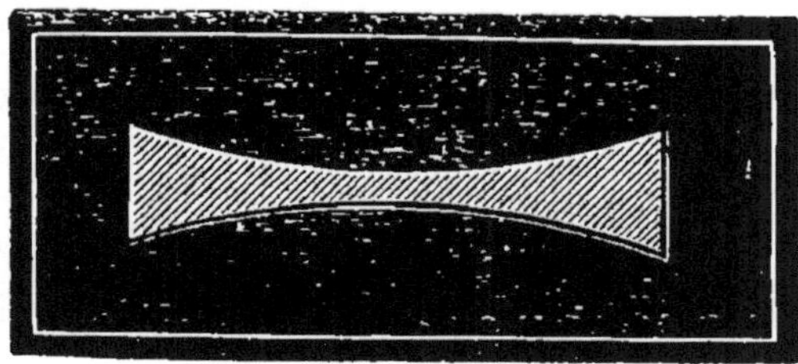

Fig. 10.

Les verres les plus employés sont les verres
isoscèles; cependant, disons-le, ce ne sont pas les

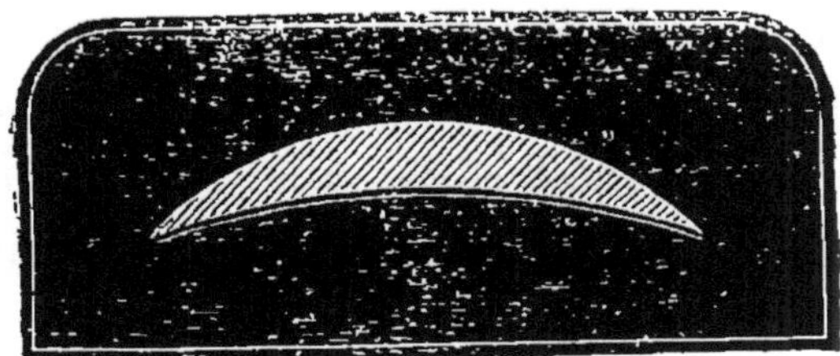

Fig. 11.

meilleurs, car les verres périscopiques valent
mieux sous tous les rapports.

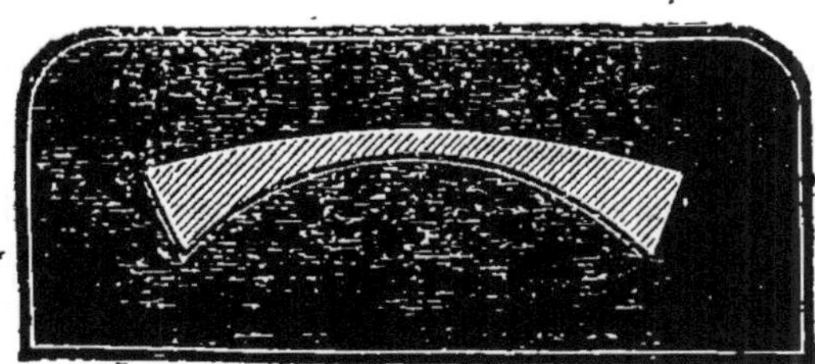

Fig. 12.

Les verres périscopiques pour la presbytie son

préférables à tous les autres, pour la lecture, l'écriture et pour les objets éloignés. Pour la myopie, il en est de même, et s'il arrive qu'un myope ou un presbyte trouve que les verres isoscèles le font mieux voir, c'est qu'il est déjà habitué à cette forme de verres; dans ce cas, il sera difficile de lui en donner d'autres, car l'œil s'est accommodé d'une manière si intime, qu'il sera inutile d'insister.

Je ne sais pourquoi certains auteurs ont blâmé les verres périscopiques; car il est connu en optique, qu'à force égale une lentille périscopique donne une netteté plus grande, sur une surface donnée, que ne pourrait le faire une lentille isoscèle; pourquoi donc hésiter, quand l'expérience vient même, en matière de lunettes, confirmer ce fait acquis?

Cependant M. le docteur Mackensie, dans son savant *Traité des maladies de l'œil*, traité si justement apprécié, dit, d'après M. Nicholson, que les verres de lunettes périscopiques donnent plus d'aberration de sphéricité et de réfrangibilité que les verres isoscèles.

Vraiment nous ne comprenons pas trop pourquoi cette remarque, qui est en contradiction avec l'opinion savante généralement admise. Pour nous, en suivant l'avis de gens célèbres tels que Descartes, Wollaston, Biot, *nous dirons que les verres périscopiques sont les seuls capables d'être employés utilement pour les lunettes, car ils donnent une netteté égale pour la perceptibilité des objets, tandis que les verres isoscèles, qui sont doués à un beaucoup plus haut degré d'aberration sphérique, ne donnent qu'une netteté centralisée, d'autant plus grande que la force ou le foyer des verres diminue.*

L'immortel Wollaston popularisa les verres périscopiques, et c'est à lui que l'on en doit l'introduction parmi nous; c'est à lui que l'on doit la démonstration de leurs avantages; mais avant lui ils étaient connus, et notre grand philosophe Descartes, qui vivait en 1650, les figurait dans sa *Dioptrique,* bien qu'il voulût donner aux verres des courbures hyperboliques, ce qui est pratiquement impossible.

Parlons maintenant de la graduation des verres. Les verres de lunettes sont classés par numéros indiquant leurs foyers, et comme la courbure d'une sphère est en raison inverse de son rayon, plus le rayon est petit, plus la courbure est forte, et *vice versa.* Ainsi, un verre du n⁰ 20 est plus faible qu'un verre du n° 18; plus le numéro est bas, plus il est fort; et par contre, plus il est élevé, plus il est faible.

Dans tous les traités, on a copié les tableaux

de classification des verres, disposés et indiqués par mon père Charles Chevalier, dans son *Manuel des myopes et des presbytes* en 1841 ; ce sont ceux qui nous servent et qui sont employés généralement. Les voici tels que mon père les a donnés.

GRADUATION DES VERRES DE LUNETTES

DE

CHARLES CHEVALIER (1841)

MYOPIE

1re SÉRIE en commençant par le n° 60 employé ordinairement par les personnes qui prennent des lunettes pour la première fois. — 60, 30, 20, 18, 16. Myopie faible.

2e SÉRIE dont l'usage est plus général. — 15, 14, 13, 12, 11, 10. Myopie plus prononcée.

3e SÉRIE encore employée fréquemment. — 9, 8, 7, 6, 5, 4 1/2, 4. Myopie forte.

4e SÉRIE. Vues exceptionnelles, assez rares. — 3 3/4, 3 1/2, 3, 2 3/4, 2 1/2, 2, 1 3/4, 1 1/2, 1. Myopie très-forte.

PRESBYOPIE OU PRESBYTIE

1re SÉRIE. 100, 88, 72, 60, 48, 36, 30, 24, 20. Presbytie commençante.

2e SÉRIE. 18, 16, 15, 14, 13, 12. Deuxième degré.

3e SÉRIE. 11, 10, 9, 8, 7, 6, 5. Presbytie bien prononcée.

4e SÉRIE. 4 1/2, 4, 3 1/2, 3, 2 1/2, 2, 1 3/4, 1 1/2, 1. Dernier degré.

Jusqu'à présent, la graduation des verres de lunettes est encore faite en pouces ; ainsi un verre n° 20 est un verre de 20 pouces de foyer. Mon père, dans *Manuel des myopes et des presbytes*, a indiqué l'application du système décimal à la graduation des verres. Cette réforme importante, il n'a pu l'exécuter, car il aurait fallu renouveler tout un matériel, cette réforme a été proposée depuis comme nouvelle ; voici donc ce que mon père écrivait à ce sujet en 1841 :

« ON A CLASSÉ LES VERRES DE LUNETTES PAR NUMÉROS QUI REPRÉSENTENT LEUR DISTANCE FOCALE ESTIMÉE EN POUCES. NOUS NOUS OCCUPONS D'APPLIPLIQUER LE SYSTÈME DÉCIMAL AU NUMÉROTAGE DES VERRES. CETTE NOUVELLE CLASSIFICATION PAR CENTIMÈTRES PERMETTRA DE GRADUER PLUS DÉLICATEMENT L'ÉCHELLE OPTIQUE, LA VUE NE POURRA QUE GAGNER A UNE TRANSITION MOINS BRUSQUE ; MAIS, POUR UNE TELLE RÉFORME, IL FAUT RENOUVELER EN ENTIER LÈ MATÉRIEL QUE NOUS POSSÉDONS ACTUELLEMENT, ET CE TRAVAIL, ASSEZ CONSIDÉRABLE, NE POURRA ÊTRE TERMINÉ AVANT L'ANNÉE PROCHAINE. »

Il me semble que la chose est assez claire ; cependant cette réforme a été signalée depuis par plusieurs auteurs qui n'en ont pas même indiqué l'origine.

Nous espérons bientôt combler cette lacune et avoir tous nos verres de lunettes gradués suivant le système décimal ; de cette façon, les transitions seront moins brusques et il n'y aura pas d'aussi grandes différences entre les numéros. En attendant cette importante réforme, nous y avons remédié en créant une échelle de verres intermédiaires entre tous les numéros existants. Cette graduation est fort importante, car à chaque instant nous trouvons des vues qui, ne pouvant s'accommoder du n° 16 ni du n° 18, y voient parfaitement avec le n° 17. Dans la myopie ou la presbyopie forte, et pour la cataracte, nous graduons de ligne en ligne ; et que l'on ne se figure pas que la chose soit puérile ; au contraire, elle est de la plus haute importance, et résout seule le problème d'adapter à chaque vue les verres qui lui conviennent.

M. le docteur Sichel, dont chacun connaît les importants travaux, dit qu'il a introduit les numéros faibles ; mais mon père, en 1841, indiquait les numéros 100, 80, 72, 60 ; mon grand-père, en 1820, les employait aussi ; mon arrière-grand-père, en 1760, avait aussi ces numéros dans sa série de verres. Au reste, les numéros faibles ont toujours été employés. Que M. le docteur Sichel ait introduit les numéros 66 et 54, nous serons les premiers à reconnaître que ce sont deux numéros intermédiaires nécessaires à avoir, mais le plus important était de placer des numéros intermédiaires dans toute la série employée, car, dans les numéros moyens et forts, ces numéros sont de la plus haute utilité, et bien que nous n'aimions pas employer les numéros forts, nous sommes souvent forcé de les indiquer, et MM. les docteurs Desmarres, Magne et Mackensie en parlent dans leurs traités, non pas comme d'un emploi général, mais pour l'usage exceptionnel.

La question des numéros est donc une affaire d'appréciation pour chaque praticien, et certes, si l'on ne possédait que des numéros faibles, bien des gens seraient aveugles. Voici donc l'échelle des numéros intermédiaires que nous proposons pour la myopie et la presbyopie.

ÉCHELLE DE VERRES INTERMÉDIAIRES

DE

ARTHUR CHEVALIER (1859)

POUR LA MYOPIE ET LA PRESBYOTIE

Myopie ou presbyopie faible.	90, 76, 66, 54, 42, 33, 27.
Myopie ou presbyopie moyenne et forte.	22, 19, 17, 15 1/2, 14 1/2, 13 1/2, 12 1/2, 11 1/2, 10 1/2.
Myopie ou presbyopie très-forte.	9 1/2, 8 1/2, 7 1/2, 6 1/2, 5 1/2, 4 3/4, 4 1/4, 3 3/4, 3 1/4, 2 3/4, 2 1/4, 1 3/4, 1 1/4.

ÉCHELLE DE VERRES POUR LA CATARACTE.
DE Arthur Chevalier (1860.)

60 lignes.	45 lignes.	31 lignes.
59	44	30
58	43	29
57	42	28
56	41	27
55	40	26
54	39	25
53	38	24
52	37	23
51	36	22
50	35	21
49	34	20
48	33	19
47	32	18
46		

Dans la série pour la myopie ou la presbyopie
forte, nous graduons souvent par lignes; ainsi
nous faisons du 48, du 49, 50, 51 lignes, etc. Avec
cette manière de procéder, on peut, nous le répétons, arriver à adapter à la vue le numéro qui convient, tandis qu'avec la série employée, on peut à
chaque instant donner un numéro trop fort ou trop
faible. MM. les médecins nous sauront gré, je
l'espère, de cette innovation, car elle leur permettra d'indiquer avec exactitude le numéro qu'ils
jugeront à propos d'ordonner, tandis que jusqu'à
présent on était obligé de prendre souvent à peu

près, et l'on sait, d'après ce que j'ai dit, combien cela est funeste pour la vue.

Nous espérons que les conseils que nous avons donnés dans ce chapitre pourront être utiles à un grand nombre de personnes, dont le numéro est mal choisi et qui ne savent souvent pas la cause de la fatigue visuelle qu'elles éprouvent.

Nous indiquerons aussi le moyen dont nous nous servons pour trouver le foyer des verres, et qui semble souvent incompris par beaucoup de personnes. Chacun sait que si on place sur un verre convexe d'un foyer donné un verre concave du même foyer, cette réunion produit un verre ne grossissant ni ne rapetissant les objets ; donc, étant donné un verre convexe ou concave dont le numéro est inconnu, on cherche un verre qui, lui étant juxtaposé, constitue un verre qui produise l'effet cité, et comme les verres qui servent d'expérience sont numérotés, il n'y a plus qu'à lire le foyer.

On pourrait, pour les verres convexes, chercher le foyer au soleil, et le mesurer, mais pour les verres concaves, la chose est plus difficile, aussi nous ne l'indiquerons pas, car elle n'est pas pratique pour les personnes étrangères à l'optique.

On trouve quelquefois des lunettes dans lesquelles on a placé *des verres plans convexes ou plans concaves; cette forme de verres est vicieuse;* et celle qui résulte de courbures inégales ne formant pas un ménisque ne me semble pas non plus convenable pour la vue.

Nous terminerons ce chapitre en parlant des verres colorés.

La question du choix et de l'usage des verres colorés est on ne peut plus importante à connaître, d'autant plus utile qu'aujourd'hui encore on se méprend sur ce sujet, et que bien des personnes se gâtent les yeux en croyant se les conserver.

Dans le chapitre qui traite de l'historique des lunettes, nous avons dit que la teinte la meilleure était celle dite *neutre,* ou celle dite *enfumée;* que l'on prenne l'une ou l'autre de ces teintes, on peut être assuré d'avoir de bons verres colorés. Nous avons dit aussi que c'était aux recherches savantes de l'abbé Rochon, Vincent Chevalier et Charles Chevalier que l'on doit l'indication de cette précieuse découverte.

Ainsi que nous l'avons déjà dit, la teinte verte ou bleue doit être totalement bannie : la teinte verte est mêlée de jaune et donne une teinte verdâtre et rougeâtre à tous les objets; la teinte bleue est mêlée de rouge et rend bleues ou jaunâtres les choses que l'on regarde à travers. Du reste, il est connu en verrerie que l'on ne peut faire de verre vert sans teinte jaune, ni de teinte bleue sans rouge. Les verres bleus sont encore plus répandus aujourd'hui, et rien n'est aussi pernicieux pour la vue que cette soi-disant teinte bleu pur, qui, contenant du rouge, tend à détériorer la vue. Du reste, quand bien même on obtiendrait des verres bleu pur, on n'aurait rien qui qui vaille pour la vue.

Les recherches précitées ont eu pour but de trouver une nuance qui affaiblisse la couleur des objets sans en changer la teinte ; et, quoi de plus rationnel ? Comment espérer une amélioration avec des verres qui changent la couleur des objets, qui blessent par conséquent la rétine ?

On a cru devoir préconiser la teinte bleue, en disant que cette teinte détruisait les rayons jaunes; mais où se trouvent ces rayons. Le jour, les rayons colorés sont peu répandus ; le soir, nos lumières nous donnent du jaune, du rouge, de l'orangé ; comment combattre tout cela à l'aide de teintes complémentaires. On le voit, la teinte qui affaiblit la lumière sans changer la couleur des objets est la meilleure, et cela ne souffre aucune difficulté pour être saisi.

L'usage des verres colorés est indispensable dans certains cas : dans les contrées couvertes de

neige, dans les pays où la lumière solaire est intense, on ne peut s'en passer. — Du reste, les
peuples qui ne connaissent pas les verres colorés
se garantissent très-bien de l'influence de la lumière. Ainsi les Esquimaux se peignent le pour-
tour des yeux en noir. Ils se servent aussi de
pièces de bois en forme de coque, au milieu desquelles se trouve une fente ; ils appellent ces
instruments grossiers des yeux de neige (*snow
blindness*), et cela les garantit très-bien de l'éclat
de la neige, et empêche l'altération de leur
vue.

Outre ces cas particuliers, les verres colorés
sont utiles pour les yeux sensibles à la lumière
(*photophobie*), dans les choroïdites, les iritis, après
l'opération de la cataracte, et dans une multitude
de cas. Seulement il faut bien observer que si dans
tel ou tel cas les verres colorés sont utiles, qu'ils
peuvent altérer la vue s'ils sont pris inconsidérément. Dans la myopie, ils sont presque toujours
indispensables, et généralement on fera bien d'a-
voir des verres colorés pour le jour et pour le
soir; nécessairement ces derniers seront beaucoup
moins foncés. Comme M. Desmarres, nous pensons qu'ils sont nuisibles dans la presbyopie.

Mon père a indiqué une excellente précaution
pour les verres colorés ; la voici telle qu'elle se

trouve dans son *Manuel des myopes et des presbytes* :

« Quelle que soit l'espèce de verre coloré dont
on fait usage, il faut fermer les yeux au moment
où l'on retire les lunettes, parce que l'organe
éprouve toujours une sensation très-pénible lorsqu'on l'expose à la transition trop brusque d'une
douce clarté à une lumière éclatante. Cette observation est encore applicable aux lunettes ordinaires. »

Les verres colorés, de teinte légère, seront
encore utiles dans certaines professions, où la
lumière est réfléchie sur des corps polis et bril-
lants ; ils seront surtout indispensables aux ver-
riers, fondeurs, etc. Ces derniers n'y font pas
attention, et dans les verreries que nous avons
visitées, les ouvriers travaillent sans verres colorés ; ce sont autant d'amblyopies et d'amauroses
qu'ils se préparent, et qui viendront un jour
fondre sur eux et réclamer la science de nos célèbres docteurs. Combien MM. Desmarres, Cusco,
Follin, Frémineau, Compérat, Wecker, Herchell,
Lanne, Magne, Blanchet, Desormeaux, ne voient-
ils pas d'amblyopies causées par le mépris des
bons avis, des données basées sur la science. Le
nombre des amauroses acquises par incurie est
incalculable. On devrait pourtant y regarder de

plus près. Puisse ce bref exposé profiter, comme nous l'espérons !

Comme mon père l'a indiqué, on fabrique des lunettes à quatre verres (fig. 13), mais elles sont

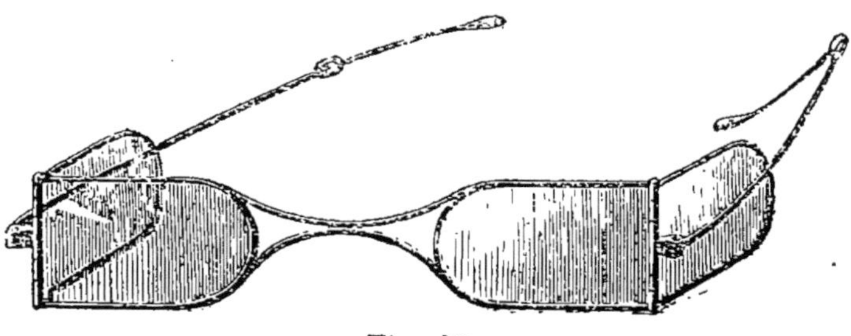

Fig. 13.

lourdes. Si la lumière latérale fatigue, on peut facilement ajouter sur les côtés des lunettes des goussets en crêpe noir (fig. 14), et surtout bannir

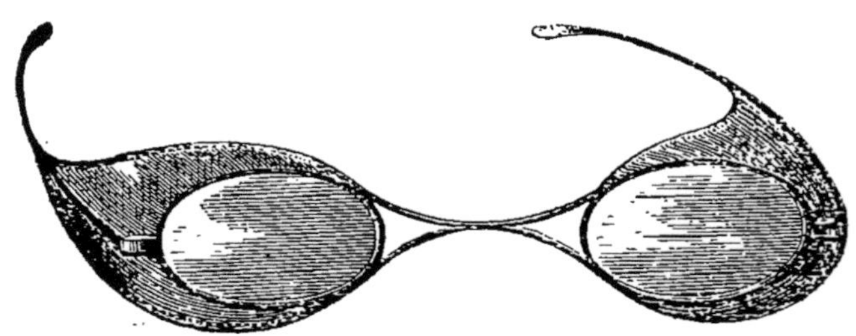

Fig. 14.

le taffetas, car il ne laisse pas passer l'air, et l'œil, emprisonné entre l'étoffe et les verres, contracte petit à petit une ophthalmie souvent sérieuse. Le crêpe laisse passer l'air et intercepte suffisamment la lumière.

Nous ne parlons ici des *lunettes coquilles* (fig. 15)

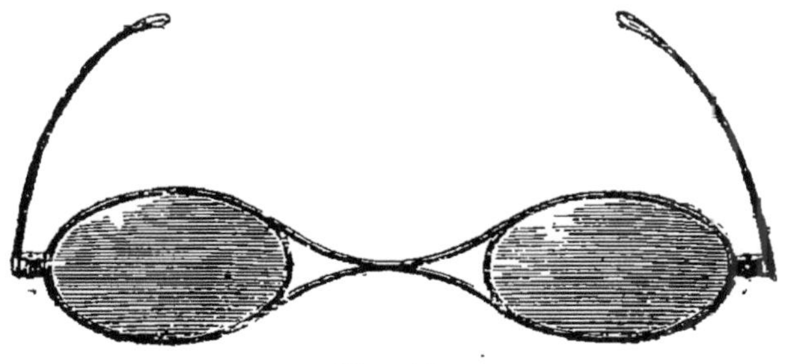

Fig. 15.

que pour indiquer qu'elles sont tout à fait mauvaises. La forme de ces verres empêche d'avoir un parallélisme parfait, à moins d'employer des soins infinis qui souvent restent infructueux.

Les lunettes dites *Chemin de fer* (fig. 16) peu-

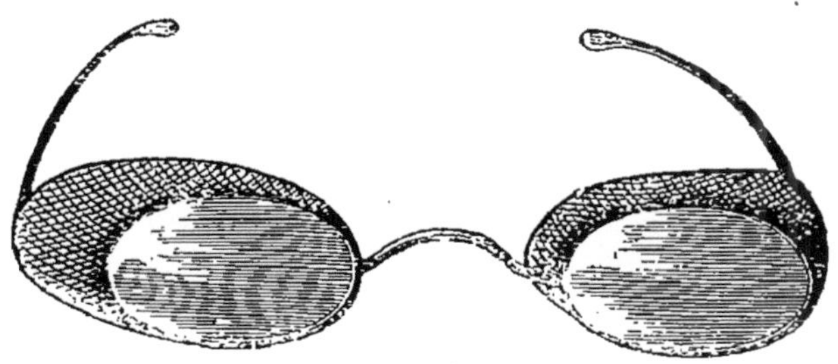

Fig. 16.

vent être recommandées et sont utiles pour garantir de l'éclat de la lumière, du vent et de la poussière.

V

DES MONTURES DE LUNETTES

De bons verres mal montés seraient tout à fait nuisibles ; aussi doit-on apporter la plus grande attention dans le choix des montures.

Les montures peuvent se diviser en lunettes, pince-nez, binocles, faces à main et lorgnons ou monocles.

Les *lunettes* se composent du corps et des branches ; le corps est formé par les cercles qui tiennent les verres, puis le pont réunit les cercles et vient reposer sur le haut du nez. Les branches servent à fixer les lunettes aux tempes et sur les oreilles.

Les cercles se font de forme ronde ou ovale. La forme ronde est peu gracieuse ; bien mieux vaut adopter celle ovale, en ayant soin de lui donner une grande dimension, car la plupart des lunettes ont des cercles trop petits, et en regardant dans les lunettes on ne doit pas apercevoir les cercles.

Les branches sont simples (fig. 17) ou doubles

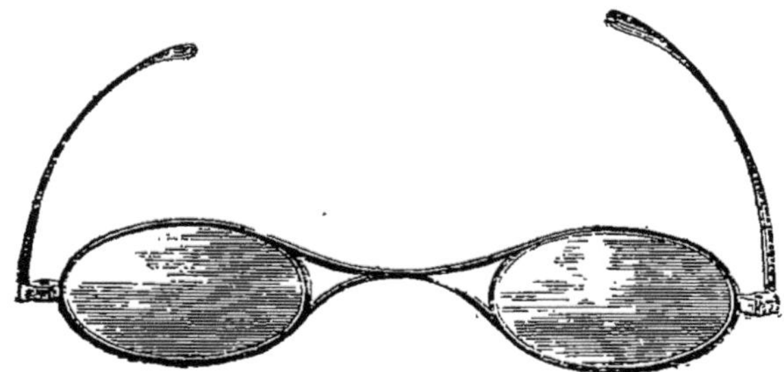

Fig. 17.

(fig. 18); les branches se terminent par une spa-

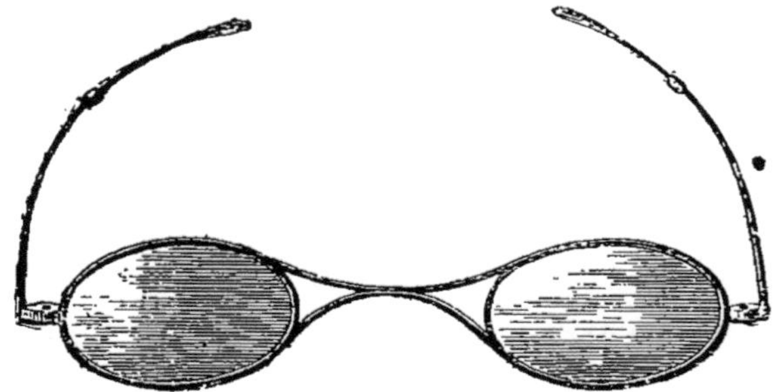

Fig. 18.

tule (fig. 19) ou une raquette (fig. 20). Les der-

nières tiennent mieux, mais elles ont l'inconvénient d'arracher les cheveux, ce qui n'arrive pas
avec celles à spatule ou à olive. On fait aussi des
branches terminées par un crochet (fig. 21); elles
sont assez employées.

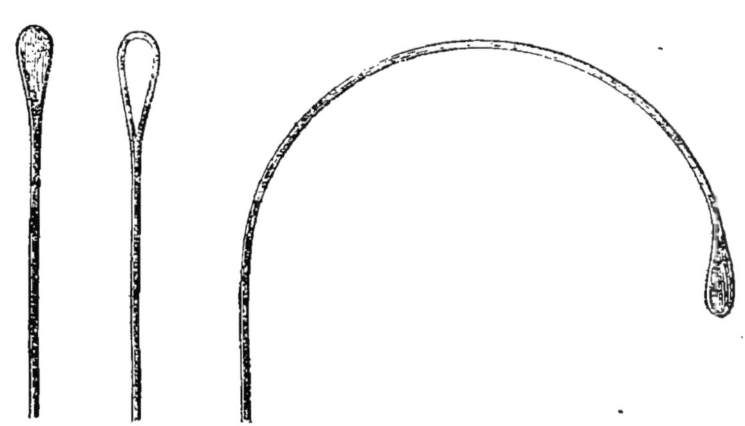

Fig. 19. Fig. 20.   Fig. 21.

Comme chacun n'a pas un nez de même forme,
le pont doit varier suivant les individus ; ainsi les
personnes dont le nez ne présente pas de courbure
sensible feront usage d'un pont en X (fig. 22) ;

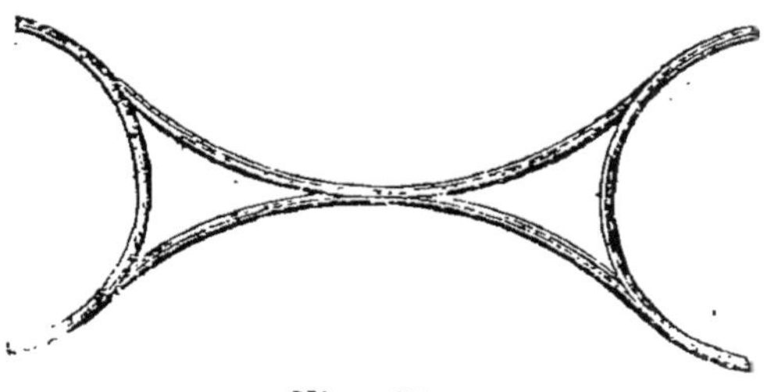

Fig. 22.

celles dont le nez présente une courbure prononcée feront usage d'un pont en forme de K (fig. 23)

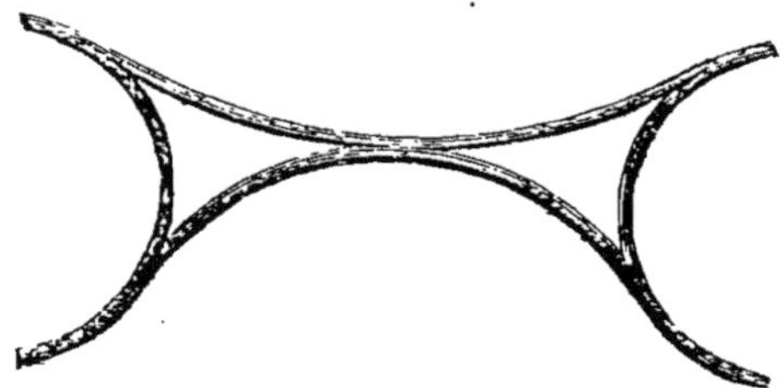

Fig. 23.

ou d'un demi-cercle (fig. 24). Le choix des mon-

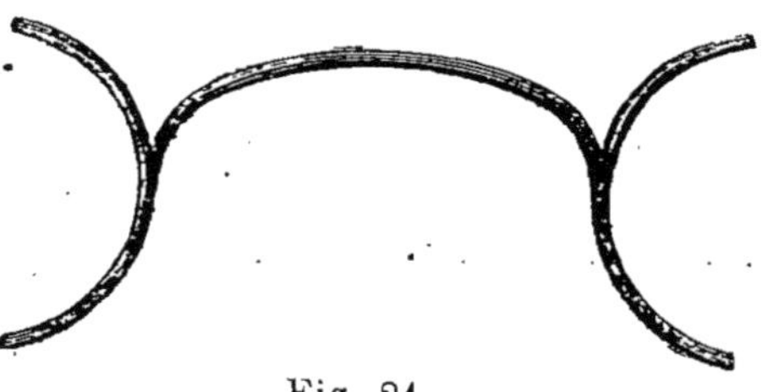

Fig. 24.

tures est on ne peut plus important; le mieux est d'en essayer plusieurs, et d'être guidé par un bon opticien. Mon père résume ainsi les précautions à prendre :

« On comprendra actuellement que les mêmes montures ne peuvent servir indifféremment à tout le monde; elles doivent varier avec la saillie plus ou moins prononcée du dos du nez, l'écartement des yeux et celui des tempes. Si le nez est fortement aquilin et le pont peu échancré, le centre des verres se présentera au-dessus de l'axe optique; l'écartement des verres n'est-il pas exactement le même que celui des yeux, l'axe optique sera en dehors ou en dedans du centre des lentilles; enfin, si la largeur des tempes force l'écartement des branches, les lunettes tiendront mal, le corps de l'instrument fléchira, et le parallélisme des yeux et des verres n'existera plus; dans tous les cas, la vision distincte sera impossible. »

Signalons d'une manière absolue que les montures doivent être faites de telle sorte que le centre de chaque verre corresponde à l'axe visuel

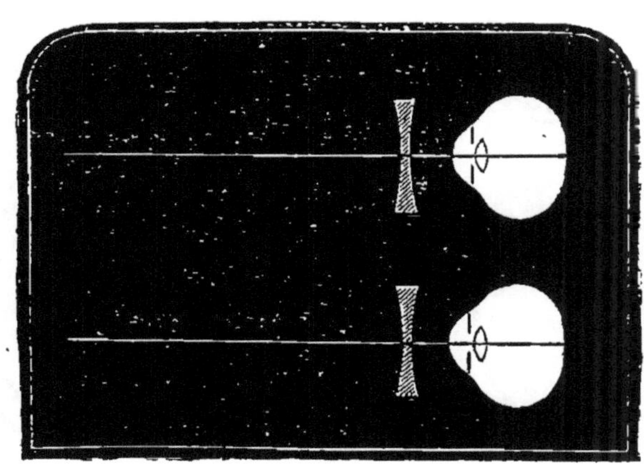

Fig. 25.

figure 25), car sans cela on s'expose à gâter sa vue.

Du reste, grâce aux appareils imaginés par nous, on ne peut faire d'erreur pour les montures.

Un verre qui n'est pas taillé bien également est décentré et nuisible.

Pour faire de bonnes montures, il faut d'abord connaître l'écartement des pupilles, qui se mesure avec mon *pupillomètre*, représenté fig. 26.

On n'avait jamais pensé à un tel instrument, qui rend chaque jour des services incontestables.

Il faut aussi savoir la hauteur du pont des lunettes qui s'appuie sur le nez, de façon à ce que l'axe visuel rencontre l'axe des verres ; c'est pour cela que nous avons inventé *l'axomètre*, représenté fig. 27.

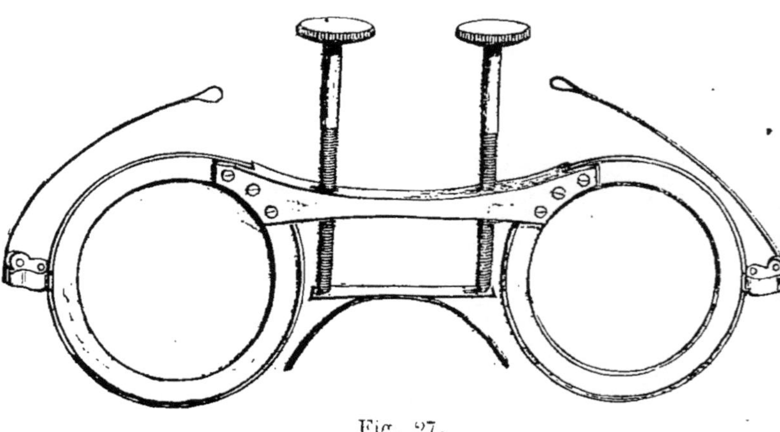

Fig. 27.

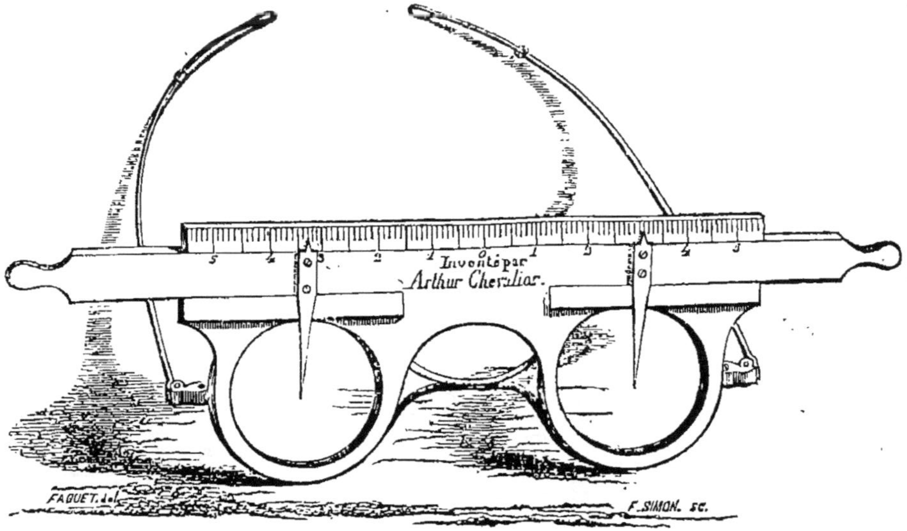

Fig. 26.

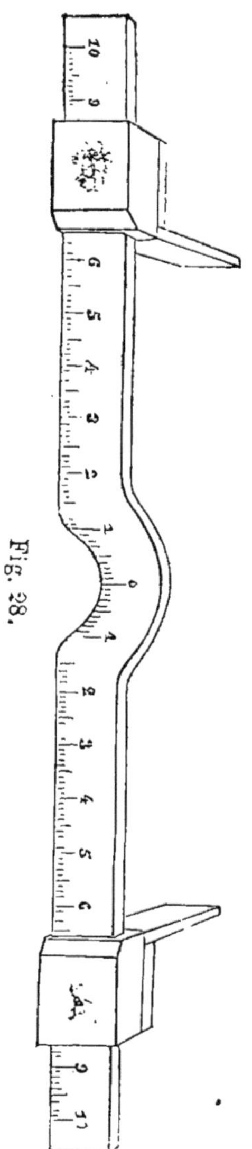

Pour la largeur à donner à la face des lunettes, il faut connaître l'épaisseur de la tête au niveau des tempes ; c'est pour cela que nous avons imaginé le *besiclomètre*, représenté fig. **28**.

Une chose importante à signaler, c'est de ne pas éloigner les verres des yeux ; car alors le foyer des verres change, et l'on peut s'affaiblir la vue. On voit pourtant des personnes, méprisant cet avis, porter, pour ainsi dire, leurs lunettes sur le bout de leur nez.

Les matières employées pour les lunettes sont : l'acier, l'argent, l'or, l'écaille, le buffle. L'acier, à cause de sa flexibilité, est, parmi les métaux, le plus employé. On doit employer l'acier trempé et avoir des lunettes dont les branches soient munies de charnières à double vis, suivant l'idée de mon père ; car, ainsi faites, elles sont bien plus solides.

L'argent et l'or sont de bons métaux pour les lunettes, mais celles ayant la face en écaille et les branches en argent ou en or sont préférables, car elles ne fatiguent pas le nez.

Dans les montures le plus généralement employées, les verres, se plaçant dans une rainure pratiquée dans les cercles de la lunette, quelquefois on pratique une rainure sur les verres, et les cercles de la lunette viennent s'y fixer; c'est ainsi que sont faites les *lunettes à poulie*, employées par les myopes.

Les lunettes sont les meilleurs moyens de fixer les verres près des yeux, car si elles sont bien faites, on est sûr du parallélisme et du centrage. Cependant, dans beaucoup de cas, le pince-nez à pont élastique (fig. 29) convient pour les lectures

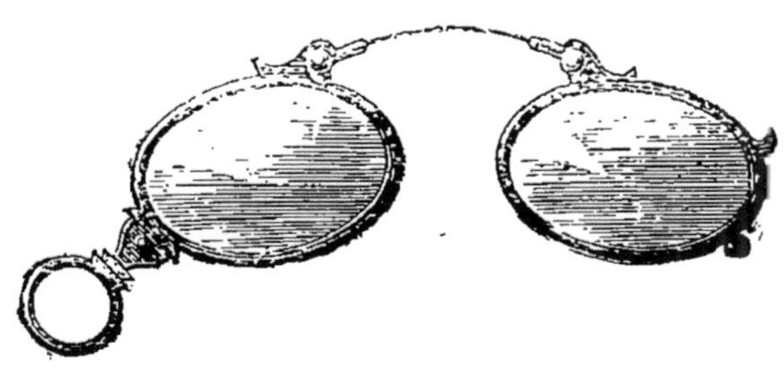

Fig. 29.

peu prolongées, les examens rapides, etc. Ce n'est plus, à vrai dire, le vieux pince-nez de nos grand'-

mères, qui ne tenait qu'à la condition de pincer réellement le nez. Le pince-nez de nos jours est plus élégant, et s'il est fait en écaille avec ressort en or ou en acier, il peut rendre des services réels; les pince-nez en or, argent, acier, etc., sont aussi très-employés; disons seulement que les dames se servent peu du pince-nez et qu'elle préfèrent le binocle (fig. 30) que l'on fait si élégant,

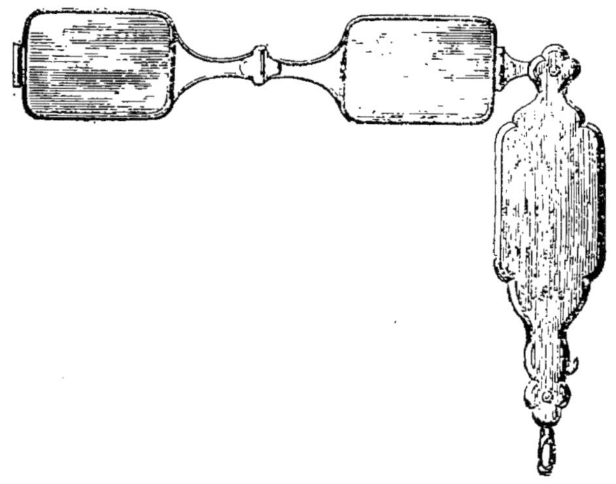

Fig. 30.

et se mariant si bien avec les bijoux dont elles se parent. La face droite (fig. 31) est utile pour rester sur un bureau, et est fort commode à la main.

Les lorgnons ou monocles (fig. 32 et 33) sont

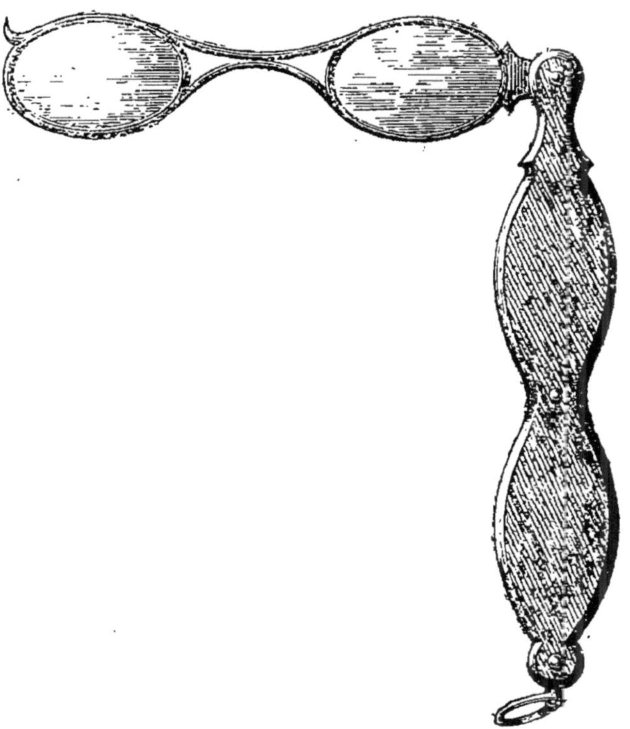

Fig. 31.

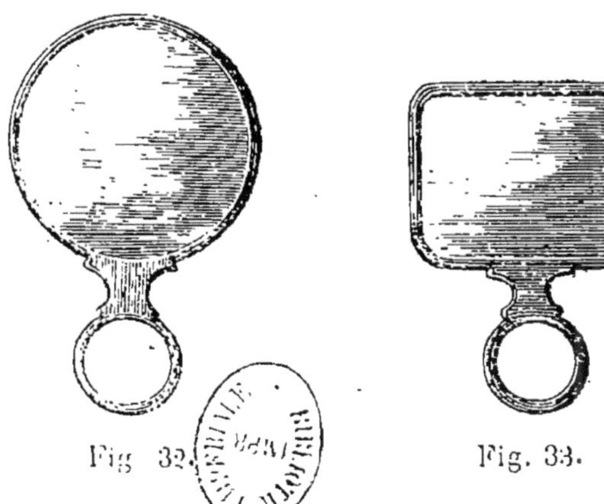

Fig. 32.

Fig. 33.

d'un usage réellement mauvais, car ils tendent toujours à donner de l'inégalité aux yeux; nous sommes bien loin de les conseiller.

DU CHOIX DU NUMÉRO DES VERRES

Voici un des chapitres les plus importants à consulter, car le sujet que je vais traiter est indispensable à connaître pour les personnes-qui ont besoin de recourir aux lunettes, ou pour celles qui en font usage.

En effet, ce n'est pas tout que d'avoir décrit les moyens de fabriquer les meilleurs verres, leur classement par numéros, leurs formes, il faut maintenant préciser le choix du numéro pour telle ou telle vue, de façon à ce que l'adaptation soit parfaite pour le vice visuel à corriger.

Un verre serait-il mille fois excellent, s'il est mal adapté au genre d'affection qu'il doit corriger, il peut devenir le plus pernicieux des instruments. Aussi on ne saurait prendre trop de précautions pour le choix du numéro des verres.

Quand on pense que pour un numéro mal choisi on peut devenir amblyope, amaurotique ou aveugle, c'est-à-dire avoir la rétine ou partie nerveuse de l'œil émoussée ou paralysée, il doit sembler que la plus grande attention doit être portée sur le choix du numéro des verres, et pourtant cela est tout à fait négligé.

Le numéro des verres ne doit être ni trop fort ni trop faible : trop fort, il fatigue vite ; trop faible, on arrive au même résultat, mais plus lentement. Du reste, avec l'échelle des numéros intermédiaires que j'ai indiquée, on peut arriver à adapter pour chaque vue le numéro qui lui convient, en suivant les précautions que j'indiquerai plus loin.

Comment, dira-t-on, un numéro trop fort peut-il faire que l'on devienne aveugle? La chose est facile à expliquer.

Supposons un presbyte et donnons-lui un numéro trop fort, ce dont il ne s'apercevra pas aussi facilement qu'on le croit, surtout s'il n'est pas habitué aux lunettes ; les premiers jours il ressentira un peu de fatigue, puis l'œil s'accommodera au terrible instrument ; mais une congestion interne de l'œil sera la conséquence du numéro employé, cette congestion apportera bientôt un trouble dans la vue, puis on aura recours à un numéro plus fort, et ainsi de suite jusqu'à ce qu'une amaurose survienne ou encore une cataracte, car cette dernière maladie est fréquente chez les myopes et les presbytes qui ont fait usage de numéros trop élevés; tel est le tableau fidèle de la marche de la perte de la vue dans le cas d'emploi de numéros trop forts.

Si le numéro est trop faible, l'œil fera des efforts pour voir; ici la congestion se formera plus lentement, mais elle se formera. Un numéro bien choisi ne cause aucune fatigue; bien au contraire, il conserve la vue et empêche l'altération de l'organe visuel. Ainsi donc on devra prendre le numéro qui convient, ni trop fort ni trop faible.

La méthode qui sert à appliquer aux différentes vues le numéro qui leur est nécessaire consiste dans des tâtonnements, des essais, qui doivent être faits par un docteur oculiste ou un opticien expérimenté.

On a construit pour l'adaptation du numéro différents optomètres, parmi lesquels celui d'Young occupe la première place; mais il faut une grande habitude pour se servir de ces instruments; aussi, dans l'usage, on ne les emploie pas souvent. On peut par le calcul déterminer le numéro convenable; ainsi on déduit de certaines formules la conséquence suivante :

Pour un presbyte, on mesure la distance à laquelle il lit sans verres; puis, connaissant la distance à laquelle il doit lire, on multiplie les deux nombres l'un par l'autre, on divise le produit par leur différence, et le quotient sera le numéro convenable. Exemple : Un presbyte lit à 24 pouces et veut lire à 8, on obtient

$$8 \times 24 = 192$$
$$192 \text{ divisés par } 16 = 12$$

foyer du verre que l'on devra employer.

Pour un myope qui voit nettement à 4 pouces, on aura 4, distance de la vision multiplié par 11, distance de la vision distincte, produisent 44, que l'on divisera par 7, ce qui indiquera environ le n° 6.

Nous avons, sur cette formule, basé notre visiomètre universel, représenté fig. 34.

Ces données peuvent servir à donner des lunettes à des personnes éloignées, qui n'ont qu'à mesurer la distance de leur vision distincte pour un caractère imprimé de moyenne grandeur, et qui peuvent de la sorte obtenir des lunettes en rapport avec leur vue.

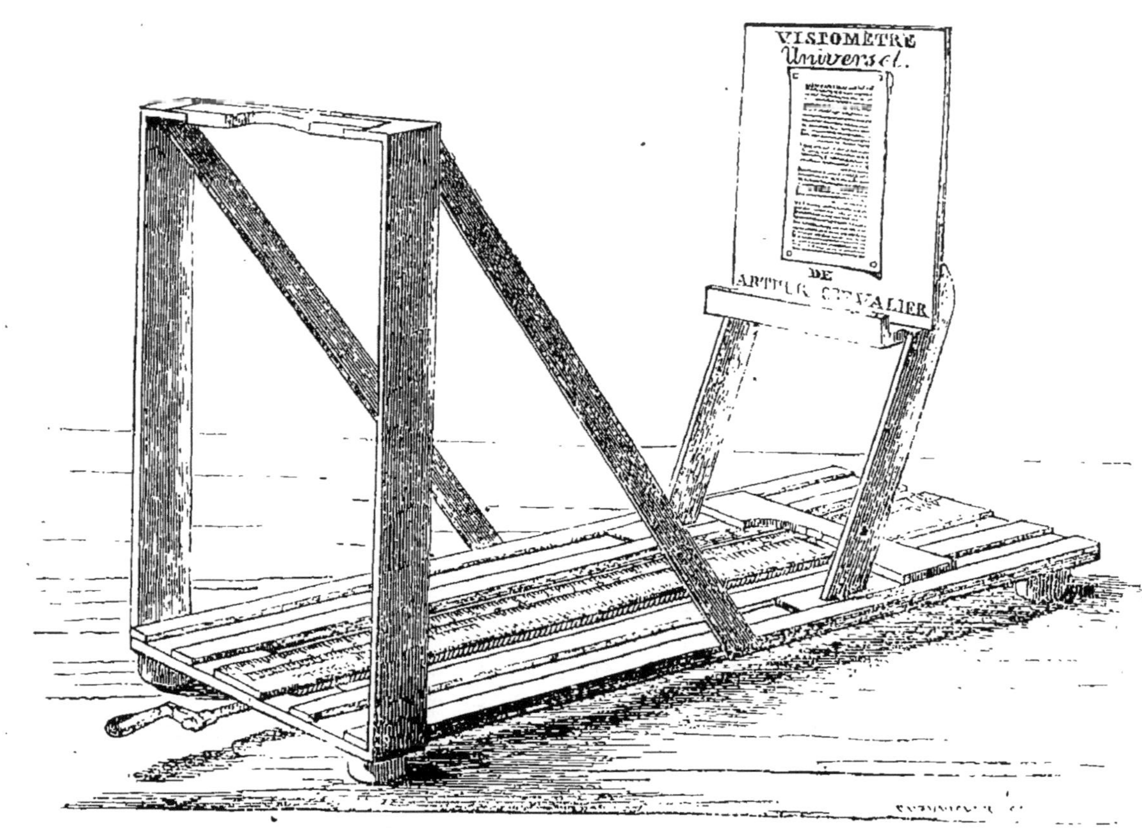

Fig. 34.

Voyons, maintenant, comment on doit essayer des verres.

Pour un presbyte, on lui mettra sous les yeux un livre imprimé en caractères de moyenne grosseur, soit celui que l'on nomme le *neuf* en imprimerie, et qui est le plus généralement employé pour les livres, les journaux ; on lui demandera à quelle distance il lit sans lunettes, on aura soin de ne pas se placer à un jour trop éclatant, le presbyte reculera alors instinctivement le livre ; si la presbytie est très-forte, la vision se fait confusément à toutes distances, mais dans la généralité des cas, le presbyte trouvera une distance où il pourra lire parfaitement. D'après la distance, un homme exercé peut déjà savoir à peu près le numéro qui convienddra, ou du moins la série dans laquelle il se trouve. Cela n'a rien de certain, c'est pour cela que les charlatans sont seuls à dire qu'ils peuvent donner des verres convenables à la seule inspection de la distance visuelle.

On présentera alors des verres au presbyte, on le verra rapprocher le livre, puis on lui recommandera de l'approcher et de l'éloigner, jusqu'à ce qu'il trouve une distance où la perception des objets soit la plus nette.

Si cette distance est d'environ 30 centimètres,

on pourra se contenter du numéro avec lequel on aura vu. Il faut beaucoup insister vis-à-vis de certaines personnes pour leur faire comprendre qu'il est de la plus haute importance de déterminer la distance visuelle distincte, car cela seul peut fixer le praticien qui fait essayer.

Afin de choisir fructueusement un numéro, il faut aller doucement, se reposer de temps à autre ; une fois un numéro adopté, on l'essayera à loisir, et, au bout de deux ou trois jours, on sera complétement fixé sur ses qualités ou ses défauts. On le voit, bien que l'on ait affaire à un praticien habile, il ne peut vous dire avec une certitude parfaite si le numéro est tout à fait adapté à la vue ; l'usage de quelques jours est indispensable, afin de fixer complétement une opinion à ce sujet.

Les lunettes presbytes, bien choisies, doivent faire voir nettement les objets à la distance de *trente centimètres*, ne pas grossir les objets, et ne causer aucune fatigue. Souvent les personnes qui essayent des verres, après que le praticien leur affirme que le numéro est bien adapté, trouvent que les objets sont plus gros ; c'est là une illusion dont il faut se méfier, cela tient tout bonnement de la netteté des images qui est plus parfaite, et de la facilité de perception. Il faut aussi se persuader qu'il faut quelques jours avant de s'habituer à l'usage des lunettes.

Comme il y a moyen, à l'aide de l'échelle de numéros intermédiaires que nous venons d'introduire, d'arriver au choix exact du numéro, on peut préciser qu'il faut prendre exactement le numéro qui convient; cependant, s'il y avait malgré cela de l'indécision, on devrait choisir, entre deux numéros, le plus faible.

Rien n'est plus pernicieux, à notre avis, que l'usage de plusieurs numéros; lorsque la presbyopie est moyenne, un seul numéro bien choisi peut servir à lire, à écrire, aussi bien le soir que le jour. Mais lorsque la presbyopie est forte, qu'il existe de l'*hyperpresbyopie*, alors deux numéros sont indispensables, et souvent un troisième devient utile pour les distances intermédiaires; seulement, il faut être sobre de numéros, et ne les multiplier qu'avec une extrême prudence.

Dans la presbyopie commençante, on se sert généralement des n⁰ˢ 60, 48, 42, 36, 33, 30 et même 27. — Sans avoir lutté longtemps, on peut débuter par le n⁰ 48. Les n⁰ˢ 72, 80 ne servent que pour les asthénopes.

Il faut avoir soin aussi, lorsque le numéro est choisi, de faire lire aussi bien de petits caractères que des gros, nécessairement en approchant ou éloignant le livre, de façon à voir s'il y a facilité d'accommodation, ce qui arrive dans de certaines limites avec un numéro bien choisi, et d'autant mieux que la presbyopie est moins forte.

Lorsqu'il s'agira de changer un numéro, il faudra prendre les plus grandes précautions. C'est ordinairement le soir que l'on s'aperçoit que les verres, qui jadis donnaient une vision nette, donnent au bout d'un temps illimitable une vision plus ou moins trouble, accompagnée de symptômes de presbytie, semblables à ceux que l'on éprouvait avant de porter des lunettes. Il devient alors nécesaire de prendre un numéro plus fort; il est, disons-nous, inutile de passer à des numéros beaucoup plus forts, et souvent le numéro suivant de l'échelle adoptée est trop fort. C'est là l'immense avantage de notre série intermédiaire, et personne ne saurait le contester.

Lorsque l'on veut changer son numéro, il faut examiner si les verres ne sont pas rayés ; car souvent on change des verres qui, étant remplacés au même degré de force, seraient suffisants.

Si l'on a des doutes sur l'inégalité des yeux, en les masquera simultanément, ou se rendra compte de la différence, puis on essayera des numéros de degrés non pareils; après quoi, on les fixera dans une monture, puis on fera regarder, et, en mas-

quant séparément chaque œil, on s'assurera si la
personne fixe toujours à la même distance et voit
nettement l'objet qu'elle regarde. On peut, pour
l'essai des yeux dépareillés de force, avoir un
verre noir que l'on place à volonté dans une
monture, du côté où l'on veut intercepter la
vision. Les séries de numéros des verres déter-
minés suivant l'âge ne constituent pas, à mon
avis, un moyen rationnel; l'essai seul peut
fixer.

Les lunettes à la Franklin seront surtout utiles
pour les presbytes qui ont besoin de deux paires
de lunettes (fig. 35).

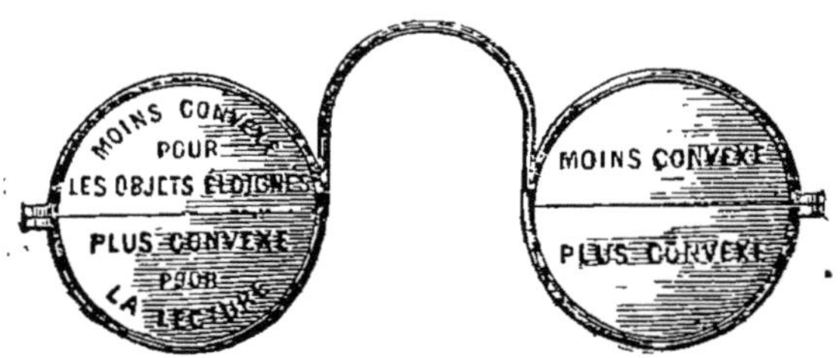

Fig. 35.

On a encore imaginé pour les artistes d'enlever un segment du cadre qui contient le verre
(fig. 36), de telle sorte qu'en plaçant les lunettes
dans un sens, on peut voir facilement par-dessus
les cadres, et par-dessous en les retournant à

l'envers; on peut, par ce moyen appliquer
cette innovation aux myopes comme aux presbytes.

Beaucoup de personnes craignent de prendre
des lunettes trop fortes et, dans cette appréhen-
sion, ne veulent se servir que de numéros faibles,
beaucoup trop faibles pour leur vue et qui ne leur
donnent qu'un demi-résultat. Qu'elles se persua-
dent donc bien que de bonnes lunettes, bien choisies, doivent autant que possible rendre à la vue
son énergie primitive. D'ailleurs on sait déjà que

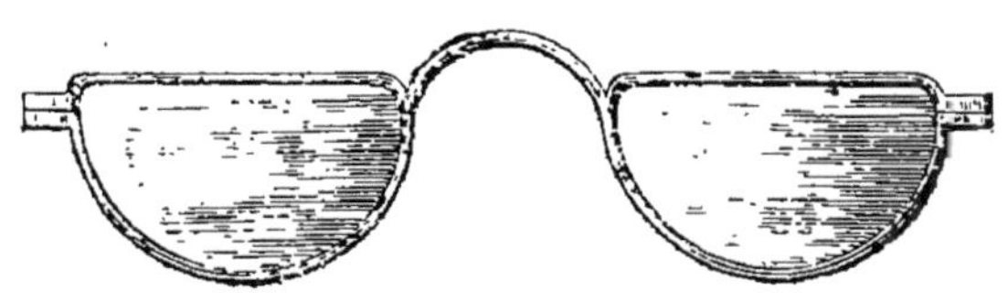

Fig. 36.

l'application immédiate des numéros convenables
retarde les progrès de la presbyopie, favorisés par
les efforts que l'œil doit faire pour remplir ses
fonctions; dès lors, il est clair qu'en diminuant l'altération sans y remédier complétement, on laisse
subsister en partie les causes qui peuvent l'augmenter. Les numéros choisis par un opticien
habile doivent toujours correspondre exactement
au degré de presbyopie qu'on cherche à corriger.

Trop fort ou trop faible, le verre ne saurait con-
venir.

Abordons maintenant la question du choix des
verres pour les myopes. Les myopes, comme
nous l'avons déjà dit, recourent moins vite aux
lunettes que les presbytes, et ils commencent toujours par des numéros un peu plus élevés, tels
que ceux 24 ou 20.

Il est important de prendre les plus grands
soins pour choisir les verres quand on est myope,
surtout si la myopie est causée par l'habitude de
regarder de près, ce qui constitue une *myopie
acquise* ; dans ce cas, il faudra choisir des numéros très-faibles, et être dirigé par un praticien
capable. En se procurant des verres au hasard,
on risquerait certainement de s'altérer la vue. Le
plus souvent, pour se guérir, il suffira de s'exercer à voir de gros objets ou de gros caractères que
l'on éloigne progressivement.

Dans la *myopie congénitale* et la *myopie à distance*, le myope a été souvent obligé, dès sa
jeunesse, de recourir aux lunettes, et dix-neuf
fois sur vingt, un numéro trop fort est adopté;
de là vient l'augmentation progressive de la
myopie, causée par l'abus des verres concaves ; cette augmentation ne cesse de faire des
progrès, et l'amaurose, les staphylomes et la

cataracte sont la terrible fin de cet excès fatal.

Tout le mal vient des premiers verres que l'on prend; si l'on a affaire à un praticien capable, il donnera un numéro convenable, conseillera un exercice approprié des yeux, et l'on pourra conserver longtemps la vision aussi parfaite que possible.

C'est dans la myopie que l'utilité des numéros intermédiaires est évidente, et l'on peut, par leur usage, arriver à diminuer la myopie d'une façon notable. Aussi un myope qui se sert du numéro 10 peut encore voir avec le 10 1/2, puis quelque temps après avec le numéro 11; avec un peu de patience, il peut devenir moins myope dans un temps très-court.

Cette sorte de gymnastique oculaire et optique réussit très-bien pour la myopie.

Dans la myopie moyenne, si le numéro est bien choisi, on se servira des verres lorsqu'il y aura nécessité absolue, et cela pour voir de loin; pour lire, on ne fera pas usage de verres. Le mieux est donc d'avoir un pince-nez dont on fait usage de temps à autre.

Dans la myopie faible, on essayera de s'en priver, et on exercera sa vue comme nous l'avons indiqué; dans la myopie forte, on devra ne faire usage des verres concaves que lorsque l'utilité en sera absolue; à cet effet, on aura un pince-nez dont on se servira lorsqu'il faudra indispensablement regarder des objets. Pour lire, on pourra se servir d'un numéro *ad hoc*, en suivant les mêmes précautions. Dans la myopie encore plus prononcée, on supprimera le numéro pour lire. Du reste, il est très-difficile de donner des numéros convenables aux myopes; il faut pour cela une grande habitude et des connaissances fort étendues, car *les myopes veulent avec leurs verres voir plus que la vision normale ne permet, et c'est cela qui fait qu'ils prennent toujours des numéros trop forts.* On devra donc, en leur faisant essayer des verres, être en garde contre cette tendance qu'ils ont à vouloir trop voir; on dirait vraiment que pour les myopes les verres concaves devraient faire l'office de *lunettes d'approche.* Du reste, nous l'avons dit, les verres concaves ne peuvent ramener la vision normale qu'en prenant des numéros trop forts.

Chez les myopes, les yeux sont souvent dépareillés; si on a l'habitude du lorgnon, cela arrive presque toujours. Souvent un œil est très-myope, et l'autre l'est assez faiblement; on devra alors ne pas se servir de verres pour l'œil très-myope.

Les myopes feraient bien de porter des besicles à verres colorés, lorsqu'ils sortent au soleil ou à la lumière; car leur vue sensible a grand besoin d'être ménagée. Cette remarque est de la plus haute importance, car l'excès de lumière n'est pas favorable à la myopie.

L'important pour les verres de myopes, c'est qu'ils ne rapetissent pas les objets, qu'ils n'éblouissent et qu'ils ne fatiguent nullement la vision; s'ils sont dans ces conditions, on peut les considérer comme bien choisis.

En terminant ce chapitre, nous insisterons pour que les myopes fassent la plus grande attention au choix de leurs verres, et qu'ils ne s'adressent pour cela qu'à un docteur oculiste ou à un opticien de mérite. Nous ajouterons aussi que les verres doivent être essuyés avec du linge de fil (batiste) et jamais avec de la soie qui raye les verres, ou encore avec de la peau qui les graisse.

VII

DE LA PRESBYOPIE

ou Presbytie

Chacun sait ce que l'on entend par vue presbyte [1] ou vue longue, et l'on sait aussi que ceux qui possèdent ce genre de vision aperçoivent les objets à de grandes distances, tandis que de près ils ne peuvent rien voir, car les objets paraissent plus ou moins troubles.

Dans le chapitre réservé à la théorie de la vision, nous avons expliqué pourquoi la vision des objets rapprochés n'était pas parfaite dans l'œil presbyte. Les causes qui produisent cet inconvénient visuel sont l'aplatissement de la cornée

[1] De πρέσβυς, vieillard.

transparente, la diminution du volume de l'œil, le changement de densité du cristallin et aussi des humeurs aqueuse et vitrée.

On croit généralement que la presbyopie est l'apanage de la vieillesse; cependant, bien qu'elle se montre plus généralement dans un âge avancé et lorsque l'on a, étant jeune, possédé une *vue longue,* elle est aussi très-fréquente chez les jeunes personnes; cela tient sans doute aux habitudes sociales et aux excès malheureusement si répandus aujourd'hui. On ne devra pas confondre la presbyopie avec l'asthénopie, ou fatigue de l'accommodation ; dans un chapitre spécial nous traiterons de cette affection, afin que chacun sache bien distinguer ces différentes sortes d'affaiblissement de la vue.

Les causes prédisposantes à la presbyopie sont l'habitation dans les endroits sombres, dans les pays à grands horizons, l'application au travail sur de petits objets quand on possède une vue moyenne, l'usage des loupes, des microscopes et des instruments d'optique. Ainsi Leuwenhoeck, Swammerdam, célèbres naturalistes, sont morts presque aveugles. L'immortel Cassini avait perdu la vue : on sait que cet illustre astronome fonda notre observatoire. Arago, Newton étaient presque aveugles sur la fin de leurs jours. Herschell avait aussi la vue affaiblie, car souvent il restait un temps très-long l'œil appliqué au télescope ; ainsi, il regarda neuf heures de suite pour découvrir les satellites d'Uranus.

Les signes de la presbyopie sont faciles à constater : ainsi lorsque l'on veut lire ou regarder de petits objets, il arrive que les lettres ou les objets semblent se confondre, puis la confusion augmente, tout paraît trouble ; si l'on persiste, on ressent des douleurs dans les yeux, un mal de tête est la conséquence de cet exercice ; dans cet état de choses, le presbyte recule instinctivement l'objet qu'il regarde ; pour un moment les choses paraissent nettes, puis les symptômes de fatigue recommencent, le larmoiement et la cuisson surviennent, et il faut alors, malgré tout, abandonner son occupation. Ces symptômes sont, on le voit, très-faciles à reconnaître ; cependant on fera bien, dès qu'on les ressentira, de prendre conseil d'un docteur oculiste ou d'un opticien distingué, car le remède est le plus souvent l'emploi de lunettes à verres bombés ou convexes, et il faut prendre les plus grandes précautions pour le choix de la force des verres. Nous renverrons au chapitre précédent pour ce sujet, car on peut positivement perdre la vue en prenant un numéro trop fort ou trop faible.

C'est surtout à la lumière artificielle que l'on s'aperçoit que la vision est altérée, car presque tous les presbytes peuvent, le matin, lire pendant quelque temps sans fatigue et sans lunettes. Le presbyte a besoin de beaucoup de lumière pour voir nettement ; il est rare que la lumière vive le fatigue, aussi n'a-t-il que peu souvent recours aux verres teintés. M. le docteur Desmarres dit, dans son traité, que les verres colorés sont nuisibles aux presbytes ; il a certes bien raison, et si quelques presbytes en font usage, c'est que leur presbytie est compliquée d'une autre affection qui réclame une lumière affaiblie pour la perception parfaite des objets.

La presbyopie est congénitale, de même que la myopie ; on a vu des familles entières atteintes de cette affection.

La vue presbyte tend à s'affaiblir, et l'on est forcé de changer au bout d'un certain temps la force de ses verres ; cependant si le numéro pris au début est bien choisi, on peut conserver sa vue très-longtemps au même degré de force, surtout en suivant les prescriptions que nous indiquerons en traitant du choix du numéro des verres.

Une chose importante à signaler, c'est de ne pas lutter contre la presbytie lorsqu'elle se fait sentir, car l'obstination qui porterait à ne pas vouloir se servir de verres aggraverait l'affection, et tel qui porterait au début du n° 48 serait obligé de prendre du n° 24, s'il avait lutté pendant quelques mois.

M. le docteur Mackensie, dans son savant *Traité des maladies des yeux*, s'exprime ainsi sur ce sujet : « Dans la presbytie on ne doit recourir ni trop tôt ni trop tard à l'usage des verres biconvexes. Beaucoup de personnes nuisent à leur vue en adoptant brusquement l'usage des verres grossissants avant d'en avoir réellement besoin, tandis que d'autres, poussées probablement par le désir de cacher leur âge, s'abstiennent d'y recourir longtemps encore après l'époque où ils leur auraient été non-seulement d'un grand secours, mais auraient même contribué à leur conserver la vue. »

M. Mackensie fait encore observer avec beaucoup de justesse que le presbyte, dont la vue se fatigue vite à la lumière artificielle, doit autant que possible s'abstenir le soir de toute occupation qui exigerait une application soutenue de la part des yeux, telle que; par exemple, l'écriture, la lecture, etc.

Il existe des presbytes comme des myopes, dont la portée de chaque œil est différente ; dans ce cas, on peut porter des verres de différents foyers, mais il faut que la différence soit peu sensible, autrement la vision est moins nette avec des foyers différents qu'avec des foyers semblables, dans ce cas on ne laisse agir qu'un seul œil et on exerce l'autre avec des verres *ad hoc*.

La marche de la presbyopie est assez lente, cependant elle peut survenir brusquement chez les enfants et les personnes convalescentes ; on doit alors se garder d'employer les lunettes et prendre conseil d'un docteur oculiste expérimenté. La presbyopie peut tout à coup être remplacée par de la myopie ; cela arrive souvent dans le cours de certaines maladies des yeux, telles que des conjonctivites, etc.; la maladie passée, la vision redevient telle qu'elle était auparavant.

Lorsque la presbyopie est prononcée, il faudra avoir recours à l'usage de verres d'un foyer pour les objets rapprochés, et d'un autre foyer pour les objets éloignés. Les humeurs de l'œil deviennent en ce cas si peu denses, que même pour les objets éloignés la vision s'opère confusément, les verres de foyers différents sont donc indispensables[1]. La presbyopie forte est aussi nommée *hyperpresby-opie* ou hypermétropie ; elle nécessite un choix

---

[1] On est quelquefois obligé d'avoir un numéro spécial, pour les distances intermédiaires.

attentif du numéro des verres, fait par un docteur oculiste ou un opticien savant.

Lorsque la presbyopie est très-faible, on pourra se passer de lunettes et tâcher de s'habituer à lire à la distance de 25 à 30 centimètres. (Nous entendons par presbyopie assez faible celle qui permet de lire à 32 ou 33 centimètres.) On devra aussi ni lire, ni écrire, ni se livrer à aucun travail minutieux le soir. Si en s'exerçant à lire à des distances rapprochées on n'obtient aucun succès et que la vue se fatigue, il faudra recourir aux verres, qui, dans ce cas, doivent être choisis avec la plus grande circonspection.

Nous indiquerons ici une erreur grossière commise par les marchands de lunettes ; c'est la confusion qu'ils font de l'asthénopie avec la presbyopie, erreur fatale qui leur fait délivrer des verres convexes trop puissants, qui finissent par causer des troubles visuels très-prononcés et amener même de l'amblyopie.

Nous avons réservé un chapitre pour l'asthénopie ; on pourra donc se rendre un compte exact de cette affection. Pour signaler les erreurs qui résultent de ce que j'ai cité, il me suffira de dire que j'ai vu bien des personnes asthénopes, auxquelles les nos 80 et 72 étaient utiles, porter les nos 20 et 15, qui leur avaient été délivrés comme

parfaits. Au bout de quelque temps, elles recon-
naissaient heureusement l'erreur dont elles avaient
été victimes.

L'hygiène de la vue du presbyte consiste à ne
pas travailler à la lumière artificielle, à reposer
souvent ses yeux pendant le travail, en retirant
ses lunettes et en regardant les objets environnants, puis au dehors à ne jamais exercer sa vue
sur des objets très-éloignés, mais tâcher de porter
ses regards sur des objets peu distants. Il est en-
tendu que les verres du presbyte seront d'un numéro mathématiquement approprié, et faits suivant les meilleurs procédés ; de cette façon, le
presbyte peut conserver sa vue et garder indéfini-
ment des verres d'un même numéro.

On ne doit se permettre l'usage de deux numéros différents que lorsque la presbyopie est
prononcée ; le numéro pour voir de loin sera toujours de moitié plus faible environ que celui pour
lire ; à cette règle, il y a peu d'exceptions. Mais
on devra, dans la presbyopie légère et moyenne,
ne se servir que d'un numéro pour voir les objets
rapprochés, pour la lecture, l'écriture, etc. Le
même numéro, lorsqu'il est bien choisi, peut servir le jour et le soir, et je ne suis pas du tout
d'avis, à moins de cas exceptionnels, de multiplier ainsi les foyers des verres, car si l'on prend

un numéro plus fort pour le soir, l'œil s'y accom-
mode, et le numéro qui sert pour le jour devient
bientôt trop faible, de là la nécessité de changer
les deux numéros, ce qui est loin de fortifier la
vue.

Il est facile à l'aide des verres convexes de remédier à la *presbyopie franche*, et si on est guidé
par un praticien expérimenté on peut être assuré
d'avoir des verres dont la force s'adapte parfaitement à la vue ; en d'autres termes, *la vue presbyte
est facile à modifier d'une manière précise à l'aide
de verres convexes ad hoc.*

*Le presbyte qui fait usage de lunettes appropriées
à sa vue doit avoir soin de lire à la distance de
trente centimètres au plus ;* il doit s'habituer à ne
pas s'écarter de cette distance de vision, sous
peine d'augmenter sa presbyopie; cette remarque
est de la plus haute importance et empêche de
recourir aux numéros plus forts.

Nous renverrons maintenant au chapitre spécial sur le choix du numéro des verres, car il est
indispensable de savoir les préceptes relatifs à ce
sujet.

Nous ne saurions trop répéter que l'on peut
augmenter la presbyopie, soit en ne faisant pas
usage de verres, soit en les prenant trop forts ou
trop faibles. Avec la crainte de prendre des nu-

méros trop forts, on en prend de trop faibles, et la presbyopie fait des progrès rapides. La plupart des personnes sont victimes de cette erreur si généralement répandue.

En terminant ce chapitre, nous ne saurions trop insister sur l'avis que nous avons donné précédemment, et *qui consiste à ne jamais regarder avec les lunettes choisies pour la lecture, l'écriture, etc., des objets placés au delà de 30 centimètres. Une foule de personnes, en travaillant, négligent cette précaution, et, voulant chercher un objet sur leur bureau, etc., regardent à 50, 60 centimètres, un mètre même.* Cette petite manœuvre répétée affaiblit la vue, le numéro adopté pour la lecture ne tarde pas à devenir trop faible ; de là la nécessité de le changer si souvent pour les personnes qui ne savent pas ce que je viens d'indiquer. Inutile d'ajouter que l'on ne doit jamais regarder les objets très-distants et les personnes à qui l'on parle, avec les verres pour la lecture. Tout cela peut être assujettissant ; mais si l'on s'en écarte, on affaiblit sa vue d'une façon notable.

Je signalerai aussi une erreur grossière, généralement répandue, et qui perd bien des vues. Cette erreur consiste dans l'habitude qu'ont certaines personnes d'ajouter, devant leurs lunettes, d'autres lunettes, de façon à doubler la force de leurs verres. Cette pratique, qu'on rencontre chez les myopes et chez les presbytes, mène tout droit à la cataracte ou à l'amblyopie.

VIII

DE LA MYOPIE

La myopie[1] est aussi connue par tout le monde que la presbyopie; on la désigne vulgairement sous le nom de *vue basse* ou de *vue courte.*

En effet, chacun sait que les personnes myopes sont obligées, pour lire, d'approcher plus ou moins considérablement leur livre, et qu'il leur est souvent impossible de reconnaître les acteurs sur la scène, et à quelques pas les traits d'une personne. Ce genre de vue est, comme on le sait, on ne peut plus désagréable.

Nous avons vu que la presbyopie était causée par l'aplatissement du cristallin, de la cornée, etc.

---

[1] De μύω, je ferme, et ὄψ, l'œil.

Dans la myopie, c'est le contraire ; car elle est produite : par la trop grande convexité du cristallin, de la cornée ; par la trop grande réfringence de l'humeur vitrée, de l'humeur aqueuse ; par l'allongement anormal du globe oculaire, et aussi par l'excès de la puissance de l'œil en s'accommodant à la vision des objets rapprochés. Nécessairement, tous ces symptômes ne se manifestent pas ensemble : il suffit que l'un ou l'autre, ou que plusieurs existent pour que la myopie arrive.

Dans le chapitre où nous avons traité de la théorie de la vision, nous avons expliqué la marche des rayons dans l'œil myope, lesquels, se réunissant en avant de la rétine, sont cause de la vision imparfaite. Nous renvoyons donc à ce chapitre pour l'explication de ce phénomène.

Nous allons examiner brièvement chacune des causes anatomiques relatives à la myopie ; nous dirons ensuite quelques mots des causes prédisposantes. Dans tous les cas, nous pourrons déjà signaler que si l'on peut par habitude devenir myope ou presbyte, *il doit être vrai aussi que nous naissons avec une tendance à l'une de ces deux affections qui se développent plus ou moins, suivant les circonstances.* Je n'entends pas dire par là que nous naissions généralement myopes ou presbytes ; mais je crois que les petites différences qui existent dans la vue de chacun portent à faire tel ou tel usage des yeux, ce qui peut déterminer l'une des deux affections précitées.

L'une des causes de myopie qui se présente à l'esprit est la trop grande convexité du cristallin, cela doit être ; mais on n'en a pas la preuve, car comment juger, après la mort, de la forme exacte d'un cristallin, et apprécier les différences de courbures qui peuvent exister entre plusieurs ? Il y a là quelque chose de caché, de mystérieux ; cependant Meckel, dans son *Traité d'anatomie générale*, dit positivement que les cristallins provenant des yeux d'une même personne ont souvent une forme très-différente. Cela, dit Mackensie, pourrait expliquer les différences qui existent dans la force de chacun des yeux d'un même individu. Réveillé-Parise nie que ce soit la trop grande convexité du cristallin qui cause la myopie, pas plus que la convexité exagérée de la cornée ; du reste, nous pensons que, pour cette dernière observation, il a tout à fait raison, car la déviation des rayons fournis par la cornée est très-faible, d'autant plus que les faces de la cornée transparente sont presque parallèles. Quant au cristallin, c'est différent, et bien que l'on ne puisse affirmer que des changements de densité et de courbure sont la cause de la myopie, on doit l'admettre.

Le corps vitré peut lui-même varier dans sa densité, ainsi que l'humeur aqueuse ; il est évident que cela peut causer la myopie. L'allongement exagéré du globe de l'œil peut aussi donner naissance à la myopie. Lorsqu'elle est congénitale, on peut la considérer comme tenant au raccourcissement naturel des muscles droits et lorsqu'elle est acquise, à la contraction des muscles droits et obliques. On comprend parfaitement que la myopie peut être congénitale ou acquise ; la myopie congénitale est plus commune que celle acquise. Réveillé-Parise admettait, pour cause de la myopie, une affection particulière de la rétine ; mais cela n'est nullement prouvé, et la théorie de la trop grande réfringence des milieux de l'œil est encore celle qui présente le plus de vraisemblance.

Une chose remarquable chez les myopes, c'est la dilatation habituelle de la pupille. M. le docteur Mackensie dit à ce sujet que, chez les personnes qui ont une bonne vue, la pupille se contracte pour regarder de petits objets, tandis que chez le myope, qui les voit bien, la contraction ne se fait pas, et que cela explique la dilatation pupillaire particulière aux myopes. Chez les myopes, les yeux sont souvent saillants, la cornée est très-bombée. Dans la myopie intense, il y a toujours un stra-

bisme plus ou moins prononcé. Il est pénible de
voir le myope voulant apercevoir un objet cligner
des yeux, froncer les sourcils et donner à sa phy-
sionomie une singulière expression.

Si le myope lit, souvent il promène son nez sur
les pages du livre, d'autres sont quelquefois forcés
de coucher pour ainsi dire leur nez sur les pages.
Si la presbyopie est désagréable, certes la myopie
ne laisse pas que d'être insupportable.

Généralement, la myopie ne tend pas à diminuer avec l'âge, ceci a été bien des fois remarqué; elle peut accroître, si on fait usage de
verres trop forts. La myopie peut être acquise par
l'habitude de regarder de petits objets, par l'habitation dans les endroits sombres, et par l'usage
des verres verts, alors que la vue n'en réclamait
pas l'emploi.

Comme nous l'avons vu, la presbyopie se cor-
rige à l'aide de verres convexes (convergents) ou
bombés. Dans la myopie, c'est le contraire, on
fait usage de verres concaves (divergents) ou
creux. Nous renvoyons au chapitre spécial sur le
choix du numéro des verres, pour leur application aux différents degrés de myopie.

Les signes qui font reconnaître la myopie sont
faciles à distinguer, et consistent dans l'impossibilité de distinguer les objets éloignés, et l'obli-

gation d'approcher plus ou moins les objets rapprochés que l'on veut examiner. On distingue la myopie faible qui permet de lire à 20 cent., puis ensuite la myopie très-forte qui force à regarder à 2 ou 3 centimètres, puis ensuite viennent les myopies intermédiaires à toutes distances.

La myopie faible constitue une vue excellente, car elle permet de voir à une distance peu éloignée de la vue normale, et elle préserve généralement dans un âge plus avancé de la presbyopie, qui, comme on le sait, est une chose très-désagréable.

La myopie forte fait le désespoir de ceux qui en sont atteints, et certes c'est à juste raison.

Les myopes ont moins vite recours aux lunettes que les presbytes, cela s'explique, car ils se passent encore de voir de loin, ayant la faculté de bien voir de près.

Lorsque les myopes font usage de lunettes, ils prennent généralement un numéro trop fort, puis ils l'augmentent brusquement, et ils s'altèrent ainsi la vue d'une façon notable.

Lorsque la myopie est très-prononcée (hypermyopie), on devra avoir deux numéros différents, pour voir de loin et de près; ces derniers seront de moitié moins forts que les premiers, c'est l'inverse pour les presbytes.

Les verres concaves augmentent certainement

la myopie, et cela sera facile à comprendre. Avançons d'abord *que le myope ne peut avec des verres concaves avoir une portée de vision égale à celle dite normale*, qu'à la condition de se servir *de verres d'un numéro trop fort*, ce qui le fatigue, altère sa vue, et le met dans la nécessité, au bout de quelque temps, de prendre un numéro plus élevé, et par conséquent d'augmenter sa myopie jusqu'à ce que des troubles visuels se manifestent.

C'est pourtant une chose désolante, mais le myope se trouve dans la position suivante à l'égard de sa vue :

S'il prend des verres qui ne le fatiguent pas, il ne distingue pas comme une personne ayant la vue normale; s'il veut jouir de la faculté précitée, il faut qu'il fasse usage de verres trop forts, lui rapetissant les objets et l'éblouissant plus ou moins.

L'optique ne peut donc remédier à la myopie, comme elle ferait pour la presbyopie. Donc, que faut-il faire lorsqu'on on est myope? Il faut choisir des verres tels qu'ils ne fatiguent pas; dans cette condition, ils ne permettront pas la portée de vision normale, mais au moins ils ne forceront pas la vue, puis il faudra n'en faire usage que lorsqu'il sera utile de distinguer les objets; on n'en fera pas usage pour lire, à moins que l'on ne soit atteint d'une myopie très-forte, qui rende le travail impossible ou gênant en raison de l'obligation d'approcher les choses que l'on veut regarder.

L'usage constant des lunettes dans la myopie me semble donc une mauvaise chose; mieux vaut avoir un pince-nez pour s'en servir accidentellement.

Je le répète : dans la myopie, mieux vaut se condamner à ne pas voir parfois les objets éloignés, que de se perdre la vue par l'usage intempestif des verres concaves.

Dans le chapitre du choix du numéro, nous insistons sur ce point que le myope a tendance à prendre un numéro trop fort, et nous donnerons des détails très-minutieux à ce sujet.

La myopie légère peut être guérie par l'exercice méthodique des yeux, en lisant des caractères un peu gros et en s'exerçant plusieurs fois dans la journée à reculer graduellement le livre. Le docteur Rognetta, le docteur Mackensie, ont obtenu de bons résultats avec cette méthode.

L'hygiène de la vue du myope consiste à faire usage de verres concaves bien choisis, et aussi faibles que possible, à n'en faire usage que lorsqu'il y a nécessité, à exercer sa vue sur de gros objets, et à porter au dehors, lorsque la lumière est intense, des lunettes avec des verres plans en-

.fumés de teinte moyenne, car la lumière fatigue beaucoup les myopes.

La myopie est une modification de l'organe visuel qui demande à être examinée sérieusement, et pour le traitement de laquelle on ne doit se livrer qu'à un docteur oculiste ou à un opticien expérimenté. On ne saurait, je le répète, prendre trop de soins dans le choix de la personne de laquelle on doit réclamer des conseils.

IX

DES DIVERSES AFFECTIONS DES YEUX

Dans ce chapitre, nous examinerons brièvement les affections visuelles connues sous les noms d'*asthénopie*, d'*amblyopie* et d'*amaurose*. Mais avant nous dirons quelques mots des troubles visuels en général.

Des milliers de causes peuvent amener le trouble visuel, et les phénomènes qui se présentent ont fait donner divers noms aux affections qui en résultent. Nous allons les examiner, puis nous aurons occasion de décrire celles qui sont le plus intéressantes.

Ainsi, dans les *amauroses*, la vue s'éteint par degrés, si, lors de son début (*amblyopie*), on ne l'arrête par des soins empruntés à la thérapeutique. Dans certains cas (certaines *choroïdites*), l'œil présente à l'intérieur des désordres éminents, et la vision est cependant peu altérée. D'autres fois, on n'aperçoit pas de désordres pathologiques, et la vision devient presque nulle au bout d'un instant (*asthénopie*, *kopiopie*). Nous avons examiné le trouble visuel qui empêche de voir les objets distants, et qui permet de distinguer ceux rapprochés (*myopie*), puis la vision dont les effets sont contraires (*presbyopie*).

Il peut arriver aussi qu'une portion d'un corps est vue plus lucidement qu'une autre (*méropie*), ou encore qu'une partie d'un corps est seule bien perçue, les autres étant couvertes d'un voile obscur (*hémiopie*). Souvent, dans certaines amauroses, on ne voit bien qu'en penchant la tête (*visus obliquus*), souvent aussi une barre semble cacher les objets (*visus trabecularis*).

Quelquefois on aperçoit des taches fixes, par rapport à l'axe visuel (*scotopsie*); tantôt ces taches sont passagères ou volantes (*myodopsie*, myodésopie, imaginations de Maître-Jan, berlue de Sauvages), tantôt aussi ce sont des corps lumineux que l'on aperçoit (*photopsie*).

Lorsque la lumière fatigue et irrite l'organe visuel, on désigne cette affection sous le nom de *photophobie,* et lorsque la lumière vive facilite la vision, on appelle cela *photolimie.*

Les objets peuvent aussi être aperçus avec d'autres couleurs que celles qu'ils possèdent (*chrupsie*). On peut aussi les voir à travers un treillage (*visus reticulosus*).

Parfois la vue des objets est défigurée (*méta-morphopsie*). Souvent la vision est double (*diplopie*) ou encore multiple (*polyopie*). On peut aussi voir les objets plus grands (*mégalopie*), ou plus petits (*micropie*). Dans certains cas, on possède la vision perçante (*oxyopie*). Toutes ces affections de la vue arrivent dans le cours de certaines maladies ou dans certaines circonstances pour lesquelles il faut avoir recours aux gens de l'art les plus expé-rimentés.

Parlons maintenant de l'asthénopie (fatigue de l'accommodation, Desmarres ; kopiopie, Sichel ; vue faible, expression vulgaire; asthénopie, Mac-kensie), affection très-répandue et à laquelle on porte souvent trop peu d'attention.

Le mot *asthénopie* signifie œil sans force ; c'est un état particulier de la vision dans lequel on voit d'abord nettement les objets rapprochés, puis au bout d'un instant une telle fatigue survient qu'il est impossible de ne pas détourner la vue. Les personnes atteintes d'asthénopie n'éprouvent aucune fatigue à regarder les objets éloignés, et ont les yeux parfaitement sains.

Pour revenir aux symptômes de cette affection, nous dirons que lorsque l'on veut se livrer au travail, soit lire, coudre, etc., on est obligé, à cause de la fatigue que l'on ressent et du trouble qui semble s'étendre sur les objets, de quitter à l'instant toute occupation, car si l'on veut persister la tête devient lourde, les globes oculaires sont douloureux, les tempes et le front semblent comprimés, etc.

Si l'on vient à se reposer un instant en contemplant des objets éloignés, la vision redevient nette jusqu'à ce qu'une attaque d'asthénopie vienne assaillir tout à coup la personne atteinte de cette affection.

Les personnes obligées de coudre, les modistes, les fleuristes, les personnes qui écrivent, peuvent souvent, après le repos du dimanche, travailler trois ou quatre jours de la semaine, puis il leur est impossible de continuer, et, comme on le voit, cet état est on ne peut plus fâcheux.

Les personnes atteintes d'asthénopie sont en général délicates. Cette maladie est fréquente dans la jeunesse et dans l'enfance, elle peut souvent durer toute la vie.

L'asthénopie peut être acquise ou congénitale;

dans ce cas, il faudra prendre les plus grandes précautions, car alors on est né avec des yeux faibles, c'est-à-dire avec des yeux dont la rétine se lasse facilement.

Ainsi l'asthénopie ne peut être confondue avec la myopie (car l'asthénope lit à la distance ordinaire), pas plus qu'avec la presbyopie, car un moment d'intervalle suffit pour faire disparaître l'asthénopie, tandis que dans la presbyopie cela n'arrive pas.

La cause de l'asthénopie acquise réside tout entière dans une application forcée de la vue sur de petits objets; on ne doit donc pas s'étonner si les couturières, tailleurs, horlogers, dessinateurs, compositeurs d'imprimerie, en sont si fréquemment atteints; les veilles et les excès peuvent y prédisposer également.

L'asthénopie est une affection grave qui paraît avoir son siége dans la rétine; on devra donc y porter la plus grande attention. Si c'est la profession qui en est la cause, le mieux sera d'en changer; car au moins on aura quelque chance de guérison.

Le traitement de l'asthénopie consiste à éviter l'exercice des yeux sur de petits objets, ou au moins à se reposer fréquemment, et même souvent à suspendre son travail pendant plusieurs semaines. M. le docteur Mackensie, qui a traité cette question de main de maître, conseille comme moyens efficaces les bains de mer, les bains froids, puis une foule de moyens qui ne rentrent pas dans le cadre de cet ouvrage ; du reste, l'asthénopie exige l'examen d'un docteur oculiste.

Les verres convexes conviennent dans l'asthénopie, car ils permettent souvent aux malades de continuer leurs occupations. Dans ce cas, c'est avec les n°s 90, 80, 72, que l'on réussit à apporter quelque soulagement. Il faut dans le choix des verres apporter la plus grande circonspection, et avoir affaire à un praticien capable. Que de fois, hélas ! n'avons-nous pas vu des asthénopes auxquels on avait perdu la vue par l'usage de numéros forts ! En effet, la personne se présentait dans la première boutique venue, demandait des lunettes pour lire ; on la considérait comme presbyte, on lui donnait alors des verres forts, qui, faisant l'office de loupes, permettaient de voir nettement, il est vrai, mais pour peu d'instants, et avaient pour désavantage de perdre totalement la vue. Dans certains cas aussi, les verres convexes ne paraissent pas avoir d'avantages, mais ces cas sont rares.

L'*amblyopie* est une affection tout à fait différente de l'asthénopie, car alors la rétine est émoussée, altérée, et les symptômes sont tout à fait différents.

Dans l'amblyopie, les objets rapprochés et éloignés sont troubles, si l'amblyope fixe ou *attache solidement* ses yeux, comme le dit si bien M. le docteur Mackensie, il peut parvenir à voir un peu, tandis que, dans l'asthénopie, c'est en fixant que la confusion apparaît.

L'amblyopie est une affection grave, qui réclame une prompte intervention des moyens médicaux. L'emploi des verres convexes peut être utile ; ils doivent être essayés, car dans certains cas d'*amblyopies asthénopiques* ils peuvent, comme le remarque M. le docteur Desmarres, amener de bons effets.

N'oublions pas que, parmi les nombreuses causes qui mènent à l'amblyopie, on peut citer en première ligne l'usage des verres trop forts surtout, puis aussi l'emploi de ceux trop faibles. Cet avertissement doit faire réfléchir.

Si l'amblyopie n'est pas promptement soignée, si on ne se met de suite entre les mains d'un bon docteur oculiste, l'amblyopie tourne rapidement à l'*amaurose*, c'est-à-dire à la perte de la vue, et, dans ce dernier cas, nos célèbres docteurs ont une peine infinie à déraciner le mal ; cependant il ne

faut pas se décourager, car la science oculistique
a d'immenses ressources et des représentants célèbres.

L'*astigmatisme* est une affection résultant de
l'inégalité de réfraction dans les divers méridiens
de l'œil. Il en résulte un trouble visuel, pour lequel on emploie spécialement les verres cylin-
driques.

Le *strabisme* ou vue louche consiste dans un
manque d'harmonie des axes visuels ; ainsi si la
personne louche veut regarder un objet, il arrive
que l'un des yeux prend une direction contraire
à celle qu'il devrait prendre. C'est ici un cas de
strabisme simple, mais s'il arrive, lorsque les
deux yeux sont ouverts, que la déviation s'empare
plutôt de l'un que de l'autre, suivant que le malade se sert de tel ou tel œil, le *strabisme* est dit
alternatif.

Le strabisme peut être *convergent* ou dirigé du
côté du nez, *divergent* lorsque l'œil se dirige en
dehors ; frontal (*sursum*), quand l'œil est tourné
en haut ; inférieur (*deorsum*), lorsqu'il se dirige
en bas ; on a vu aussi, mais rarement, le strabisme horrible (*strabismus horrendus*), dans lequel
l'un des globes est entraîné vers le front, et l'autre
vers la joue.

Les causes du strabisme sont très-nombreuses,

aussi nous ne pouvons les examiner ici. Son traitement consiste dans l'usage des louchettes dans un exercice approprié, dans le traitement médical et dans l'opération.

Afin de remplacer les louchettes, les lunettes à pinnules inventées par mon grand-père, Vincent Chevalier, nous avons imaginé une nouvelle lunette antistrabique (fig. 37) qui permet de graduer

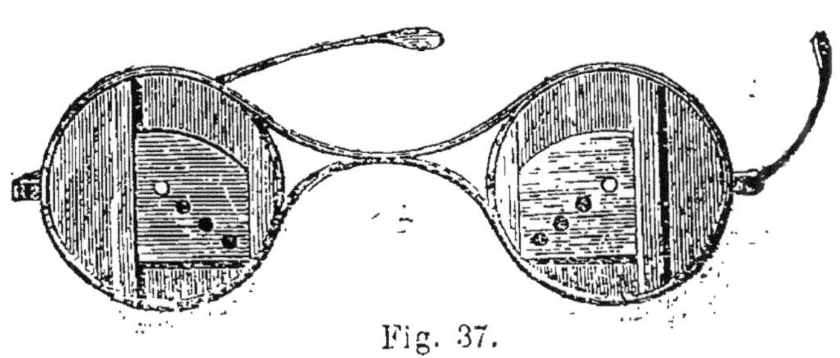

Fig. 37.

à volonté l'ouverture donnant passage aux rayons lumineux, de façon à forcer graduellement le malade à avoir une vision centrale. Ce moyen réussit souvent chez les enfants.

Le strabisme réclame toujours l'examen d'un docteur oculiste.

Parlons maintenant de la diplopie ou *vue double*. Dans la diplopie, on voit deux objets au lieu d'un. On distingue la *diplopie binoculaire*, lorsqu'il y a perception de deux objets avec les deux yeux, ou *diplopie unioculaire,* si les deux objets sont perçus avec un seul œil.

La diplopie provient de la paralysie d'un des muscles de l'œil. Cette affection se traite à l'aide de moyens thérapeutiques, et par l'emploi des *verres prismatiques.*

La mydriase est la dilatation exagérée et permanente de la pupille. Cette maladie peut exiger un traitement médical auquel on associe souvent l'emploi de lunettes composées de plaques noir-

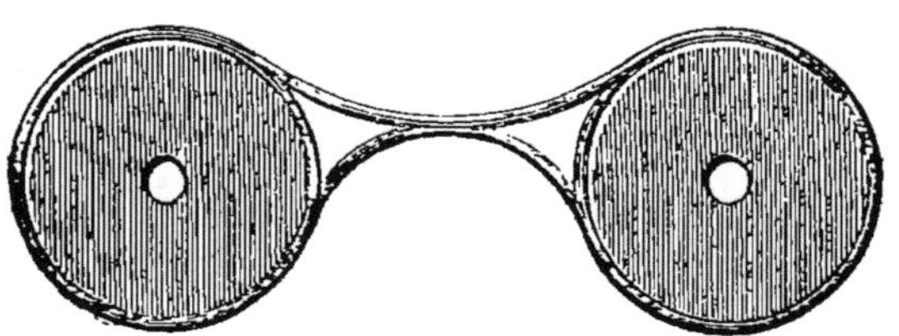

Fig. 38.

cies et percées d'un petit trou (fig. 38), ce qui rend la vision nette.

L'affection inverse, qui consiste dans le rétrécissement exagéré de la pupille, se nomme *myosis.*

Nous indiquerons ici quelques maladies des yeux, les plus intéressantes. Si l'on veut avoir à ce sujet des données étendues, il faudra lire le savant travail de **M.** le docteur Desmarres, celui si parfait de **M.** Mackensie, les ouvrages si intéressants de **M.** le docteur Magne ; alors on pourra avoir une idée complète des maladies des yeux.

Chacun sait que certaines personnes sont atteintes de filaments qui semblent voltiger devant les yeux. Cette maladie, bien étudiée aujourd'hui, se nomme *myodopsie*. D'autres fois, ce sont des taches noires (*scotomes*). Ces derniers symptômes sont plus graves et nécessitent l'examen d'un docteur.

L'*héméralopie* est une singulière maladie qui fait que l'on ne voit bien que le jour.

L'héméralopie est une maladie de la rétine; il semble que cette membrane, devenue paresseuse, ait besoin d'être stimulée par la grande lumière du jour pour pouvoir fonctionner. Les causes de cette maladie sont : l'habitation dans des lieux humides, dans le voisinage des marais, l'impression du froid, de la lumière trop vive, etc. L'héméralope voit parfaitement le jour, mais dès que le soleil disparaît, la vue se couvre d'un nuage, ou même se trouve complétement abolie. Nos savants docteurs triomphent de cette maladie par un traitement général, l'usage de purgatifs, vomitifs, etc.

La *nyctalopie* est le contraire, car ici, la vision se trouve abolie le jour, et, le soir, la vision est assez parfaite. On comprend que les verres colorés peuvent ici être appliqués. La nyctalopie résulte d'une inflammation de la rétine. Dans cette maladie, il arrive souvent que l'on peut lire dans les ténèbres et que la lumière d'une simple bougie ne peut être supportée.

L'*achromatopsie* ou *daltonisme* est une singulière affection qui fait que l'on ne peut reconnaître certaines couleurs. Certaines personnes ne voient pas le rouge, d'autres le vert, etc. Des verres colorés complémentaires peuvent être employés. J'ai vu dernièrement, dans le service de M. le docteur Desormeaux, à l'hôpital Necker, une femme qui ne voyait que le rouge; l'écriture noire n'était pas visible pour elle, mais elle pouvait déchiffrer des lettres rouges. Comme on le voit, cette maladie est fort singulière.

Les *kératites* sont les inflammations de la cornée transparente. Dans cette maladie, la cornée est mate, terne, et offre un aspect singulier. Si on n'a recours promptement aux soins d'un docteur, il se forme des épanchements d'une couleur jaunâtre qui finissent par abolir la vision. La kératite ponctuée est causée par une multitude de points situés sur la cornée et dont la perception exige l'emploi de la loupe; au premier aspect, la cornée semble saine. Cette affection est assez difficile à guérir.

L'iritis est une inflammation de l'iris. Cette affection est on ne peut plus douloureuse ; la lumière ne peut être supportée sans des douleurs atroces. L'iris change de couleur ; s'il est bleu, il devient vert ; s'il est brun, il devient roux ; dans certains cas, les vaisseaux de la conjonctive et de la sclérotique s'engorgent, et cela devient assez grave. Dans l'iritis chronique, l'iris est décoloré, la lumière est supportée avec peine, la vision perd de sa netteté, la pupille est peu mobile, souvent l'iris se soude à la capsule cristalline, et alors ces complications deviennent sérieuses ; on peut les éviter en se hâtant d'avoir recours au médecin oculiste.

Les *ophthalmies* sont des inflammations de la conjonctive. Suivant leur aspect, on les désigne sous le nom de conjonctives simple, pustuleuse, granulaire, purulente. Dans la conjonctive simple, les vaisseaux de la muqueuse sont injectés à un plus ou moins grand degré ; il existe de la gêne et de la cuisson ; cette légère affection cède promptement sous l'influence de la médication.

Dans la conjonctive pustuleuse, outre la rougeur, on voit près du bord de la cornée une petite pustule où viennent aboutir les vaisseaux injectés. Dans la conjonctive granulaire catarrhale, on voit des granulations sous les paupières, et en

nombre souvent si considérable qu'elles soulè-
vent la paupière d'une façon notable.

La conjonctive purulente est fréquente chez les
enfants. Un courant d'air froid peut, chez le nou-
veau-né, déterminer cette horrible maladie. C'est
ici qu'il faut recommander aux mères de famille
de faire soigner de suite leurs enfants atteints de
cette affection, car, faute des soins d'un docteur
éclairé, la vue peut être rapidement perdue pour
toujours, et cela se comprendra lorsqu'on saura
que, l'inflammation gagnant la cornée, cette dernière se trouvera perforée, détruite, et l'œil se
videra, puis les membranes se contracteront de
façon à clore l'organe visuel.

Nous ne parlerons pas ici du compère loriot ou
orgeolet, que tout le monde connaît.

Une affection qui effraye souvent et qui pourtant n'est rien, puisqu'elle cède à des lotions
d'eau fraîche, est l'*ecchymose de la conjonctive*,
qui arrive après une contrariété, une commotion,
et qui consiste en l'injection des vaisseaux, qui
prennent une teinte rouge vif.

La *blépharite* consiste dans l'inflammation des
glandes de Meibomius ; le bord des paupières est
rouge ; le matin, les yeux sont collés ; il y a de la
cuisson et de la démangeaison. Il est important,
dans cette affection, de détacher les croûtes, qui

peuvent amener la chute -des cils. On applique
le soir des cataplasmes de fécule de riz, puis on
lave les yeux sept ou huit fois par jour avec le
collyre suivant :

> Borate de soude. . . . 20 centigr.
> Eau. . . . . 100 gr.

Quand l'affection commence à se passer, on peut
appliquer un peu de pommade Farnier.

L'*œdème des paupières* consiste dans leur bour-
souflement, sans accompagnement de rougeur.
Rien n'est plus bénin que cette maladie.

L'*ectropion* est le renversement des paupières
en dehors ; lorsqu'elles sont renversées en dedans,
la maladie prend le nom d'*entropion*.

Le *trichiasis* est le renversement des cils en dedans ; il peut amener les inflammations rebelles,
et souvent le *chalazion*, qui est l'hypertrophie des
follicules du cartilage palpébral. Le *symblépharon*
est une simple affection caractérisée par l'adhérence des paupières et de la sclérotique. Ici, une
petite opération est de rigueur.

Les *taies de la cornée* arrivent souvent après les
kératites. Lorsque la vision est affaiblie, il peut
exister un *nuage*; alors la taie est simple. Si la
taie est plus opaque, on la nomme *albugo*. Lorsque l'opacité est complète, cela s'appelle *leucoma*
ou *leucome*.

Le *cercle sénile* ou *gérontoxon* est un cercle opaque qui se trouve sur la cornée, vers la sclérotique. Cette opacité se trouve chez tous les vieillards, et ne nuit pas à la vision.

L'*hémiopie* est une singulière affection qui fait qu'on ne voit que la moitié des objets; la paralysie est alors partielle. Cette maladie est guérissable si on se hâte de voir un docteur. La *fistule lacrymale* résulte du rétrécissement ou de l'oblitération du canal nasal. L'opération est toujours nécessaire, car cette affection est fort incommode.

Les mouches volantes (*myodésopie*) ou filaments qui semblent voltiger devant les yeux font le désespoir d'un grand nombre de personnes. Elles affectent diverses formes et se meuvent lorsque l'on tourne les yeux. Ces mouches tiennent souvent à de petits corpuscules situés dans les liquides de l'œil, et il est souvent difficile de les faire passer.

Il existe aussi des mouches fixes qui ne changent jamais de position, mais qui bougent aussi suivant que se meuvent les yeux. Elles tiennent à des congestions de vaisseaux rétiniens, et offrent peu de chances de guérison.

M. le docteur Mackensie, qui a si bien traité cette question, conseille de mettre le malade en garde contre toutes les causes excitantes, telles que l'abus des yeux, les excès de toute sorte, les veilles, l'usage de l'alcool, sous quelque forme et en quelque quantité que ce soit. Les seuls moyens remédiables, cités par Malher, sont le repos continu des yeux, ce qui, chez certaines personnes, a totalement fait disparaître les mouches volantes.

Le célèbre Buffon fut atteint de mouches volantes, et en voyait de telles quantités qu'il en fut profondément effrayé. Il dut se reposer quelques mois, et finit par avoir le bonheur de voir disparaître ces insupportables filaments.

Le *pinguécula* est une petite tumeur qui se forme sur la sclérotique près de la cornée.

Le *ptérygion* est une épaisseur de la conjonctive qui peut abolir la vision en s'étendant sur la cornée.

Le *staphylome* est une tumeur située sous la conjonctive, à la partie antérieure ou postérieure du bulbe visuel. Il est fréquent dans l'hyper-myopie.

Le *myosis* est le resserrement exagéré de la pupille.

Nous dirons aussi qu'il peut se développer des animaux dans l'œil, témoin les cysticerques du corps vitré, que nos docteurs ont eu assez souvent l'occasion d'extraire, et dont ils ont donné des figures tout à fait exactes.

Parlons [maintenant de la cataracte ; le mot cataracte vient de καταρράσσω, *je trouble*, ou de καταρράκτης, *chute d'eau*. La meilleure définition qui en ait été donnée est de M. le docteur Desmarres, qui s'exprime ainsi dans son savant *Traité des Maladies des yeux* :

« La cataracte est l'opacité partielle ou totale de l'appareil cristallin. »

Quelles sont les causes de la cataracte ? Jusqu'à ce jour, tout ce qui a été dit sur ce sujet est pure hypothèse ; il est prouvé cependant que les vieillards y sont plus prédisposés que les jeunes gens.

Cependant la cataracte peut exister à tous les âges, même dès les premières années. La cataracte est héréditaire ; cette opinion est aujourd'hui tout à fait admise. Maunoir a vu toute une famille atteinte de cette maladie ; tous les docteurs célèbres rapportent des faits semblables.

On a dit que les sujets robustes étaient plus disposés à la cataracte que les sujets faibles. M. le docteur Desmarres ne partage pas cette opinion, et le tempérament n'a rien à faire avec la cause de la cataracte.

Les femmes sont aussi sujettes que les hommes à la cataracte. Quant aux professions, on n'a jusqu'ici rien pu établir de concluant, et, malgré

des statistiques bien exactes, il a été impossible de
savoir si tel ou tel métier disposait plus à la cataracte que tel ou tel autre. Ainsi, à cet égard, règne
la plus complète obscurité.

Toutefois, on a remarqué avec raison que les
coups, contusions, piqûres, sont une cause fréquente de cataracte ; un contre-coup peut aussi
amener cette maladie ; on fera donc bien de se
tenir sur ses gardes.

La marche de la cataracte est variable : chez
quelques personnes, le cristallin peut devenir
opaque en quelques jours, tandis que chez d'autres il faudra quatre, six ou huit années pour arriver au même résultat ; souvent une cataracte
commençante cesse de faire des progrès et reste
toujours à cet état.

Les symptômes qui annoncent la cataracte ont
été fort bien décrits par M. le docteur Magne dans
son savant livre sur les maladies des yeux ; voici
comment il s'exprime :

« En général, lorsque nous sommes consultés
pour les yeux atteints de cataracte, nous appre-
nons que depuis un temps plus ou moins long,
quelques mois, quelques années, la vue, qui
d'abord éprouvait un sentiment de gêne, est devenue de plus en plus difficile ; un léger brouillard,
un peu de fumée s'est interposé entre l'œil et les

objets extérieurs. Ce nuage a fini par prendre la consistance d'un rideau de gaze, qui permet à peine de distinguer un ensemble, sans pouvoir en saisir les détails. Les malades s'aperçoivent aussi le plus souvent que la vision s'opère plus facilement de côté que de face, au crépuscule et dans les journées sombres que par une lumière vive. La flamme des bougies cesse d'apparaître aussi brillante, mais augmente singulièrement de diamètre, et semble entourée d'une large auréole.

« En même temps que la vue se trouble, les malades éprouvent la sensation de petits corps qu'ils supposent placés devant leurs yeux, et qu'ils comparent tantôt à des mouches, tantôt à des stries rubanées, ou bien à des zigzags, ou des cheveux.»

La cataracte est une maladie qui, au début, peut se guérir par des médicaments, et l'emploi des brômures doubles a triomphé dans un grand nombre de cas. Si l'opération devient nécessaire, on peut être assuré qu'elle n'est nullement douloureuse et exige seulement quelques minutes : sur vingt cataractés opérés, dix-neuf parviennent à voir ; l'essentiel est de s'adresser à l'un de nos bons docteurs oculistes ; et lorsque nous avons dit que la réussite de l'opération est presque certaine, il suffira, pour s'en convaincre, de consulter les statistiques de nos célèbres docteurs, MM. Desmarres, Magne, Blanchet, Desormeaux, Sichel, Velpeau, Nélaton, Deval, etc.

La cataracte peut tenir à une opacité de la lentille cristallienne (*cataracte lenticulaire*), ou à l'opacité de la capsule (*cataracte capsulaire*), ou encore à l'opacité de la lentille et de la capsule (*cataracte capsulo-lenticulaire*). La cataracte de l'humeur de Morgani n'est assurément, suivant M. Desmarres, que le ramollissement au plus haut dégré du cristallin.

Le diagnostic de la cataracte, le moment de l'opérer, tout cela appartient à la chirurgie et à la médecine.

Nous indiquerons seulement, et cela comme simple observation générale, comment se pratique l'opération.

L'opération de la cataracte se fait par extraction ou par abaissement.

Suivant les sortes de cataractes, le chirurgien choisit l'un des procédés indiqués ; c'est là une affaire de diagnostic facile pour nos célèbres docteurs.

Dans l'opération par extraction, on pratique une incision (avec un kératome, couteau plat triangulaire) dans la cornée transparente, de façon à la détacher par moitié, tout en laissant un petit point d'attache (Desmarres) ; cela fait, à l'aide d'un petit instrument spécial (kystitome), on incise la capsule du cristallin, puis on coupe le petit point d'attache, on presse légèrement sur l'œil, on reçoit le cristallin qui sort sans difficultés, on enlève ensuite les débris de la capsule et l'opération est terminée.

Dans l'abaissement, on introduit une aiguille spéciale dans l'œil, près de la cornée transparente ; puis on incise la capsule et on abaisse le cristallin, en le refoulant dans le corps vitré.

L'opération faite, il faut suppléer à la disparition du cristallin ; c'est là que l'art est admirable, c'est là qu'il faut bénir Salvino Armato, ce grand bienfaiteur de l'humanité ; car, il faut le dire, tout le savoir de nos célèbres chirurgiens resterait infructueux, sans le secours que nous prête l'optique, et on ne pense pas assez à cela ; on dit : J'ai été bien opéré, j'y vois d'une manière parfaite ; mais après avoir donné des louanges, certes bien méritées, au docteur qui a fait l'opération, on ne dit pas un mot des lunettes, on ne s'écrie pas : Salvino devrait avoir sa statue dans l'univers entier, lui, sans lequel je ne pourrais plus contempler la nature et ses merveilles, sans lequel je serais dans l'impossibilité de voir et de me recréer au moyen de ma vue, que l'optique m'a rendue. Non, l'on n'entend rien dire, cela semble tout naturel ! Bénissons donc Salvino Armato, car le jour où il découvrit les lunettes, il rendit le plus grand service à l'humanité !

Les personnes opérées de la cataracte ne doivent se permettre l'usage des verres que sept à huit semaines après l'opération, c'est-à-dire au moment où tous les symptômes de congestion sont passés. C'est M. le docteur Desmarres qui a fait cette observation, et nous la trouvons fort juste ; car nous avons vu plusieurs personnes dont la vue ne s'est jamais bien remise, pour avoir porté trop tôt des verres convexes.—Dès que le docteur a soustrait l'œil à l'obscurité, on doit faire usage de verres plans colorés foncés, dont on diminue ensuite graduellement la teinte. Au bout de huit ou quinze jours, les personnes opérées distinguent déjà assez bien les objets, puis quelque temps après (sept à huit semaines) la vue se trouble, et c'est à ce moment qu'il faut recourir aux lunettes.

Les numéros employés sont généralement ceux des foyers suivants : 2, 2 1/4, 2 1/2, 2 3/4, 3, 4, pour lire, et les numéros 5, 5 1/2, 6, pour voir de loin. Souvent, au bout de quelque temps, on est obligé de prendre des verres plus faibles, et certains cataractés lisent avec du 5 et voient de loin avec du 10.

Le choix des numéros dans la cataracte doit être fait avec beaucoup de soin ; là encore l'utilité de notre graduation par lignes est indispensable. Souvent aussi on fait usage de verres bombés colorés, si la lumière fatigue.

Relativement aux affections visuelles, on peut considérer deux sortes distinctes de traitement, celui *optique* et celui *médical*.

Le traitement optique appartient au médecin oculiste et à l'opticien ; le traitement médical, comme son nom l'indique appartient tout entier au médecin. On ne saurait donc trop prendre de soins relativement au choix de l'opticien et du médecin.

Il est une chose qu'une foule de personnes ignorent, c'est qu'aujourd'hui la médecine a fait relativement aux maladies des yeux, grâce à l'ophthalmoscope, instrument inventé en 1851 par Helmotz, et qui permet de voir les profondeurs de l'œil avec la plus grande facilité. Aujourd'hui, on peut le dire, les maladies des yeux sont bien étudiées et les succès de nos médecins sont nombreux. Parmi ceux dont les travaux sont remarquables, nous citerons MM. Desmarres, Magne, Sichel, Follin, Cusco, Herschell, Blanchet, H. Frémineau, Wecker, Compérat, Lanne, etc.

Nous allons maintenant donner un dictionnaire abrégé des diverses affections visuelles :

Achromatopsie. Impuissance à distinguer les couleurs.

Albugo. Opacité de la cornée au deuxième degré.

Amaurose. Paralysie de la rétine.

Amblyopie. Diminution de la sensibilité de la rétine.

Anchyloblépharon. Adhérence des paupières par leurs bords.

Asthénopie. Faiblesse de la vue.

Blépharite. Inflammation des paupières.

Blépharoptose. Chute de la paupière supérieure.

Blépharospasme. Spasme des paupières.

Cataracte. Opacité du cristallin ou de la capsule.

Chalazion. Petite tumeur de la paupière.

Chemosis. Bourrelet de la conjonctive autour de la cornée.

Chrupsie. Vision colorée.

Coilyre. Remède pour l'œil.

Colomba. Fente des paupières ou de l'iris.

Dacryoadénite. Inflammation de la glande lacrymale.

Dacryocystite. Inflammation du sac lacrymal.

Dacryoma. Larmoiement.

Diplopie. Vision double.

Distichiasis. Cils mal dirigés, formant une double rangée de cils.

Ectropion. Renversement de la paupière en dehors.

Encanthis. Hypertrophie de la caroncule lacrymale.

Entropion. Renversement de la paupière en dedans.

Epiphora. Larmoiement par excès de sécrétion lacrymale.

Gerontoxon. Cercle sénile.

Glaucome. Apparence verdâtre derrière la pupille.

Héméralopie. Cécité nocturne.

Hémiopie. Affection dans laquelle on ne voit que la moitié des objets.

Hydrophthalmie. Hydropisie de l'œil.

Hypopyon. Pus dans la chambre antérieure.

Iridauxesis. Épaississement de l'iris.

Kératite. Inflammation de la cornée.

Kératocèle. Hernie de la cornée.

Logophthalmos. Raccourcissement des paupières.

Leucome. Opacité de la cornée.

Luscitas. Déviation fixe de l'œil.

Madarosis. Chute des cils.

Murmaryge. Étincelles devant les yeux.

Métamorphopsie Déformation des objets.

Micropie. Diminution de la grandeur des objets.

Mydriase. Dilatation de la pupille.

Myodésopie. Mouches volantes.

Myosis. Rétrécissement de la pupille.

Myotomie. Opération du strabisme.

Nyctalopie. Cécité diurne.

Nystagmus. Oscillation du globe.

Onyx. Pus dans la cornée.

Ophthalmie. Inflammation de l'œil.

Ophthalmoptose. Globe de l'œil immobile par paralysie des muscles.

Oxyopie. Vue perçante.

Pannus. Épaisissement de la conjonctive cornéale.

Photophobie. Intolérance de la lumière.

Photopsie. Apparition de lumière.

Pinguécula. Petite tumeur sur le blanc de l'œil.

Ptérygion. Épaississement triangulaire de la conjonctive.

Ptosis. Chute de la paupière supérieure.

Rétinite. Inflammation de la rétine.

Scotome. Taches obscures devant la vue.

Staphylome. Saillie d'une partie du globe.

Stillicidium. Larmoiement par obstruction des conduits lacrymaux.

Strabisme. Loucher.

Symblépharon. Adhérence des paupières au globe.

Synchisis. Ramollissement du corps vitré.

Synéchie. Adhérence de l'iris au cristallin ou à la
cornée.

Trichiasis. Inversion des cils.

Xérosis. Sécheresse de l'œil.

X

DE L'HYGIÈNE DE LA VUE

Dans ce chapitre, nous examinerous les soins qu'il faut prendre pour conserver la vue. Si chacun faisait un peu plus attention, et ne se figurait pas que l'on peut impunément abuser de ses yeux, certes les maladies de ces précieux organes seraient plus rares, et l'on ne verrait pas tant de personnes dont la vue est complétement perdue faute de soins et d'attention. Nous tâcherons ici, dans l'intérêt général, de donner des conseils basés sur l'expérience et la pratique. Puissions-nous être utile à l'humanité !

Chacun connaît la force de ses yeux, ou, en d'autres termes, chacun peut apprécier si ses yeux sont faibles ou forts, se fatiguent facilement ou supportent sans difficulté la lumière, la lecture, etc. On doit donc régler l'exercice de sa vue sur la force de cette faculté. Il en est des yeux comme de tous les organes. Aussi doit-on en diriger l'emploi suivant leur plus ou moins de santé. On me pardonnera cette expression, mais elle m'a semblé rendre nettement ce que l'on doit entendre par force de sa vue.

Un des préceptes les plus importants comme hygiène de la vue est de se reposer les yeux pendant le travail. Ainsi, en lisant, en écrivant, on devra de temps à autre suspendre son occupation et promener les yeux sur les objets environnants. Réveillé-Parise fait une observation fort juste lorsqu'il dit : « Qu'on lise cent pages de suite ou qu'on suspende sa lecture pendant un moment ou deux, après en avoir parcouru vingt-cinq ou trente, et l'on verra la différence, en admettant des yeux faibles. »

Je pense que l'on peut appliquer cette remarque à des *yeux forts*, si je puis m'exprimer ainsi.

On ne peut prévoir le temps que l'on doit employer au travail, car cela est subordonné à trop de causes; mais cependant, pour les yeux faibles, une heure de travail partagée en deux intervalles, est le maximum que l'on doit exiger de la vue.

Du reste, dès que l'on sent les yeux picoter, qu'il y a de la rougeur, et que l'on éprouve des douleurs dans le globe oculaire, on doit de suite cesser tout travail et se bassiner les yeux avec de l'eau fraîche.

Vouloir pendant le travail s'obstiner contre des symptômes qui avertissent de la fatigue est encore une imprudence dans laquelle on tombe communément. Aussi que d'hommes de lettres, de gens d'état, que de bureaucrates ressentent pendant le travail des picotements, des maux de tête, de la lourdeur des paupières, et, méprisant ces avertissements de la nature, n'en continuent pas moins, jusqu'à ce que l'impossibilité arrive. Hélas! cette obstination conduit fatalement à l'amblyopie, à l'amaurose, et le plus souvent aux taches noires qui apparaissent sur les objets; pourtant, il serait facile d'éviter cela, en suivant les préceptes que j'ai indiqués plus haut.

Une des choses importantes pour la santé de la vue est de ne pas passer brusquement de l'obscurité à la lumière et *vice versa*. Aussi le matin, au réveil, on devra prendre beaucoup de précautions. Disons d'abord que la chambre à coucher doit être pourvue de rideaux qui laissent pénétrer un demi-jour; la nuit, il est indispensable d'avoir une veilleuse placée de telle sorte qu'elle n'offense pas la vue; *le lit ne devra jamais être placé de telle sorte que les yeux soient en face des fenêtres,* ceci est de rigueur. Que de vues perdues pour avoir reçu au réveil les rayons d'une vive lumière ! Beer, à ce sujet, rapporte un fait suffisant pour convaincre les plus incrédules. « Il y a cinq ans qu'un voyageur jeune et d'une parfaite santé descendit le soir dans une auberge de cette ville (Vienne). Le lendemain matin, les rayons du soleil qui vinrent à réfléchir d'un mur de côté et du plancher sur ses yeux, le réveillèrent en sursaut. Il se lève pour fermer les rideaux, qui étaient blancs, et va se recoucher ensuite. Il ne tarda pas à être réveillé, encore plus désagréablement qu'auparavant, par les rayons du soleil, qui, pour l'instant, dardaient sur sa vue, à travers les minces rideaux. Un flux de larmes, accompagné d'une contraction d'yeux insupportable et de rougeurs aux paupières fut la suite inséparable d'un accident qui n'eût eu rien de fâcheux d'abord si, le matin suivant, le patient ne se fût exposé de nouveau aux mêmes dangers, qui lui occasionnèrent une inflammation longtemps rebelle à tous les remèdes, et qui ne put entièrement disparaître jusqu'à ce que j'en eusse découvert la vraie cause, et que le malade eût quitté tout à fait son appartement.

« Malgré tout, il conserva depuis une faiblesse

d'yeux assez considérable et une disposition si grande à l'inflammation que, tout guéri qu'il fût, il ne put de longtemps supporter le moindre vent ou le moindre échauffement du corps sans être atteint bientôt d'une rougeur remarquable sur ses yeux faibles et larmoyants. »

On peut se convaincre de l'effet fâcheux du passage de la lumière à l'obscurité. Qui n'a pas, après avoir éteint une lampe, ressenti des étincelles dans les yeux? Cela prouve l'impression produite sur la rétine, impression fort vive, car elle laisse des traces évidentes.

Plusieurs personnes ont la funeste habitude de se frotter les yeux en s'éveillant ; cette méthode est fort mauvaise, elle irrite les paupières, comprime le globe oculaire, et souvent détache des cils qui, se logeant entre la conjonctive et la sclérotique, donnent naissance à des ophthalmies dont on cherche longtemps la cause. Si le matin les yeux sont collés, on devra passer un peu de salive sur les bords, et les yeux s'ouvriront ensuite facilement et sans qu'il en résulte aucun effet fâcheux. Ce moyen fera rire peut-être, mais qu'importe si le conseil est salutaire !

On devra généralement éviter les lumières vives, la lumière fournie par le ciel couvert de nuages diaphanes est le meilleur jour. Il est fâcheux

que certaines professions demandent un jour bril-
lant : rien n'est plus pernicieux pour la vue que la
gravure sur métaux, le travail de l'orfévrerie, etc.
Les négociants, qui toute la journée regardent du
linge blanc, seront souvent exposés aux amblyopies ; ils devront nécessairement faire usage de
verres légèrement colorés.

L'insuffisance de la lumière peut occasionner la
perte de la vue ; il faut ménager ses yeux lorsque
l'on passe de l'obscurité à la lumière et *vice versa*.
Que l'on reste un instant dans un endroit sombre
et que l'on passe ensuite à la lumière, on verra
quelles souffrances on endure, et combien l'organe
de la vue se trouve blessé. On devra donc faire
bien attention en sortant d'une cave ou d'un endroit mal éclairé, on sortira avec précaution en
tâchant d'habituer les yeux peu à peu à la lumière·
Imitions le Créateur, car c'est par degrés que la
lumière disparaît, c'est par degrés qu'elle arrive,
tout a été prévu pour nos organes ; malgré ces
exemples frappants, que de personnes négligent
ce que la nature leur enseigne ! M. Sichel nous
apprend à ce sujet et avec raison que les couturières, qui sont pour la plupart forcées de travailler
à une faible lumière, forment la huitième partie
du chiffre de ses malades ; ceci, je pense, est concluant

La lumière du jour convient seule à la vue ; sa blancheur, son éclat sont parfaitement adaptés à la fonction visuelle, aussi on ne peut craindre d'avancer que les lumières artificielles sont tout à fait pernicieuses pour les yeux. Si nous suivions les exemples de la nature, nous devrions nous coucher et nous lever avec le soleil, ou tout au moins faire le moins d'usage possible des lumières artificielles. On objectera que l'hiver l'obscurité arrive vite, que dans certains pays la lumière est à peine intense ; il est certain que dans ce cas il faut user des lumières artificielles ; mais il n'en est pas moins vrai que la lumière *blanche* est la seule qui convienne à la vue ; en d'autres termes, l'œil a été fait pour percevoir à l'aide de la lumière blanche, et non avec celle rouge ou jaune fournie par les lumières artificielles.

La lumière artificielle est mauvaise, à cause de sa couleur qui est rouge et jaune ; vient ensuite la projection horizontale des rayons, la perception du foyer lumineux.

Il est une chose sur laquelle je ne saurais trop insister, c'est sur l'abus de la lumière du gaz. Que cette invention soit admirable pour l'éclairage de nos rues, de nos théâtres, de nos endroits publics, d'accord ! mais l'usage que l'on en fait dans les appartements est tout à fait détestable.

En résumé, il faut bannir totalement l'emploi de la lumière du gaz pour les appartements, si l'on tient à sa santé en général et à celle des yeux en particulier.

Les lampes mécaniques alimentées par une bonne huile constituent donc le meilleur mode d'éclairage. La bougie donne une lumière inégale et trop faible; on doit en proscrire tout à fait l'usage. Comme lumière, une lampe mécanique ayant un bec de 20 millim. éclaire autant que onze bougies.

On devra avoir soin, en faisant usage des lampes, de se placer de telle sorte que l'on reçoive obliquement les rayons, et que l'on n'aperçoive pas le foyer lumineux. Les lampes doivent donc être munies d'un abat-jour en papier uni, vert ou bleuâtre, les abat-jour historiés doivent être rejetés. Pour les vues faibles, on fera bien de doubler l'abat-jour en papier bleu-noir, mat, d'une teinte légère, le papier qui sert à l'encadrement des anciennes gravures convient parfaitement pour cet usage. Les lunettes à verres colorés trouveront aussi ici leur emploi; pour l'écriture, le papier bleuâtre sera préféré au papier blanc. Les abat-jour découpés sont nuisibles pour la vue, ainsi que les globes dépolis, dont l'usage doit être rejeté, car l'éclat de la lumière, bien que tamisé,

irrite les yeux ; du reste chacun sait combien il
est pénible de regarder un globe dépoli renfermant un foyer lumineux.

L'éclairage des endroits publics est tout à fait
fâcheux pour la vue, les foyers lumineux devraient
.être dissimulés. Nos nouveaux théâtres sont maintenant éclairés hygiéniquement.

En résumé, nous dirons que les yeux faibles
devront éviter tout travail, toute occupation à la
lumière artificielle ; pour des yeux bien consti-
tués, deux heures de lecture ou de travail à la
lumière ne devront pas être dépassées.

Nous voici édifiés sur un des sujets les plus importants. Parlons maintenant de l'hygiène de la
vue pendant le travail. Beaucoup de personnes
placent au hasard la table sur laquelle elles écrivent ; pourtant il est à cet sujet plusieurs règles à
observer. Ainsi la meilleure manière de recevoir
la lumière serait d'en haut, mais comme cela est
rarement possible, on devra par exemple la recevoir à gauche. La pièce où on travaille sera au
nord, afin d'avoir une lumière égale, les murs seront verdâtres ; on bannira les dorures et toutes
choses donnant des reflets, surtout en face de soi.

Nous dirons, en terminant ce sujet, que l'on
devra, pendant le travail, reposer sa vue, en regardant de temps à autre de gros objets, car un

travail continu et opiniâtre est fort nuisible pour les yeux.

Il est bon de noter aussi que l'on ne devra se mettre à travailler qu'une heure après le réveil, et deux heures au moins après les repas.

Les veilles engendrent force maladies, et notamment celles des yeux ; aussi l'hygiène oculaire doit-elle en faire une mention spéciale, afin d'indiquer qu'il n'y a rien de plus fâcheux pour la vue que cette funeste habitude de lire ou de travailler jusqu'à une heure avancée de la nuit. Nécessairement, le jeu et tous les plaisirs analogues qui nous tiennent éveillés alors que c'est le moment du sommeil, sont pernicieux pour la vue ; et la masse des amblyopes et des cataractés vous apprendront que leurs maladies sont le résultat d'excès de ce genre.

Parlons maintenant de l'air et de son influence sur la vue.

« L'air pur, dit M. Michel Lévy, est le meilleur topique ; chaud ou desséché, il irrite par l'évaporation des larmes ; sec et froid, il la provoque ; froid et humide, il dispose aux ophthalmies catarrhales. »

Dans ces quelques lignes, les modifications de l'air sont tracées. Si l'air est très-chaud, on devra fréquemment se bassiner les yeux avec de l'eau fraîche, s'il est froid ou humide, on se garantira les yeux en portant des lunettes à verres plans sans teinte, ou légèrement enfumés.

Il est de ces préceptes que l'on ne doit jamais oublier. Éviter surtout le froid humide; ne jamais laisser ses fenêtres ouvertes durant les nuits d'été, car une amaurose peut être la conséquence de cette imprudence. Avoir soin de ne pas s'exposer aux courants d'air, car on sait qu'il peut en résulter des ophthalmies souvent fort tenaces.

Nous n'avons pas encore parlé du régime; mais il est important, pour bien conserver sa vue, de suivre les règles que l'hygiène indique, aussi nous ne nous étendrons pas sur ce sujet, et nous renverrons aux livres spéciaux. Il en est de même de la question du sommeil, etc.

Insistons ici pour indiquer qu'il est on ne peut plus fâcheux pour la vue de lire en voiture, en chemin de fer, en se promenant; les impressions multipliées qui se font sur la rétine finissent par fatiguer beaucoup l'organe de la vue. Répétons encore qu'il ne faut pas se placer trop près du feu et que l'on doit avoir soin de faire usage d'écrans qui garantissent la tête, car en s'écartant de ces préceptes, on risque d'avoir la cataracte.

La vue des vieillards réclame beaucoup de soins. M. le docteur Magne a fort bien tracé l'hy-

giène de cet âge. Voici le résumé de ses observations.—Faire usage d'aliments délayants, prendre
une heure d'exercice après chaque repas, ne pas
s'endormir après les repas, préserver la tête de
l'action du feu lorsqu'on se chauffe, proscrire
tout abus de boissons, éviter tout plaisir contraire
à la vieillesse, ne pas veiller et habiter la cam-
pagne.

C'est ainsi que l'on parvient, dit le docteur
Magne, sinon à enrayer, du moins à retarder les
opacités de l'appareil du cristallin.

Le docteur Magne conseille, si la vue diminue,
bien qu'il n'y ait pas d'opacité, des frictions une
ou deux fois par jour sur les régions temporales,
avec le liniment suivant :

Ammoniaque liquide.........	8 gr.
Alcoolé très-concentré de noix vomique...................	8
Alcoolé de safran	2
Alcoolat de bergamote.......	2
Alcoolat de lavande...........	4
Éther acétique..............	4

La dose de chaque friction est d'une cuillerée
à café. Si nous indiquons ce collyre, c'est pour
faire voir qu'il y a encore des remèdes, même
quand la vue diminue chez les vieillards, et que

l'on ne doit pas hésiter à suivre les conseils d'un docteur oculiste.

Les corps étrangers qui s'introduisent dans les yeux y causent, comme on le sait, de vives douleurs. Si l'on a affaire à de petites parcelles de bois, de sable, etc., on pourra, en baissant ou levant les paupières, les retirer à l'aide d'un morceau de papier roulé; on fera ensuite de fréquentes lotions à l'eau fraîche. — S'il s'agit de parcelles métalliques ou autres, il sera indispensable de recourir à un homme de l'art.

Nous dirons, en terminant, quelques mots sur l'hygiène de la vue des enfants, qui réclame des soins fort assidus. On devra avoir soin de placer les lits et berceaux de façon à ce que la lumière ne vienne pas blesser leurs yeux, car il pourrait en résulter de graves accidents. Si le lit est placé en face de la fenêtre, l'enfant recevant la lumière dans les yeux peut être frappé d'amaurose ; si le berceau est placé de côté, l'enfant, dirigeant ses yeux du côté de la lumière, peut loucher. Une autre cause de strabisme ou loucher chez les enfants est la fâcheuse habitude que l'on a de leur tenir les cheveux longs ; ceux-ci, venant alors à leur tomber sur les yeux, les masquent en partie et donnent une fausse direction à la vision.

On fera en sorte que les enfants ne se touchent

ni se frottent les yeux; et on sera attentif à ce que, dans leurs jeux, ils ne se jettent pas de sable, dont les parcelles entrant dans les yeux finiraient, si cela est répété, par occasionner la maladie connue sous le nom de blépharite-ciliaire. — Le bord des paupières se gonfle, les cils se contournent, une sécrétion s'établit, et il faut recourir à de petits moyens thérapeutiques.

M. le docteur Magne, qui a décrit d'une façon charmante, dans son *Hygiène*, ces petites maladies de l'enfance, conseille, lorsque l'affection survient, de laver les yeux plusieurs fois par jour avec de l'eau fraîche. Si les paupières sont collées le matin, on lavera les yeux cinq ou six fois par jour avec le collyre suivant :

> Hydrolat de romarin.......... 40 gr.
> Hydrolat de laurier-cerise.:.... 40
> Hydrolat de rose............. 40
> Pierre divine................. 50 cent.
>   Mêlez et filtrez, puis ajoutez :
> Alcoolé de quinquina.......... 11 gr.

Le soir, on mettra sur le bord libre des paupières, dans toute leur étendue, une petite quantité de pommade du Régent. Ordinairement, la petite maladie cède; mais, dans tous les cas, le mieux est de ne rien faire avant d'avoir consulté un de nos bons docteurs oculistes.

Remarquons ici que plusieurs jeux des enfants contribuent parfois à altérer leur vue. Les uns se défient à qui lira en approchant le plus possible les livres de leurs yeux ; les autres veulent s'habituer à fixer le soleil, le bout de leur nez, etc. Il en est qui se servent d'un morceau de miroir pour refléter les rayons du soleil dans les yeux de leurs camarades ; il n'en faut quelquefois pas tant pour occasionner une goutte sereine ou tout autre accident grave.

Une des choses les plus importantes à observer à l'égard des enfants, c'est de ne pas les laisser veiller ; car la lumière artificielle blesse infiniment leurs yeux, qui n'ont pas encore acquis la force nécessaire. En peu de mots, M. Michel Lévy résume parfaitement ce précepte, que nous engageons les mères de famille à suivre en tous points.

L'enfant dont la sensibilité oculaire est très-grande sera placé le soir dans son lit, à l'abri des lumières.

La propreté complète des yeux chez les enfants est indispensable ; la plupart des maladies des yeux qui surviennent dans le jeune âge résultent du peu d'attention des parents.

Nous dirons ici quelques mots des collyres, afin d'indiquer comment on doit les employer. Nous dirons aussi les noms de quelques substances qui entrent dans leur composition, non pas pour en prescrire l'usage, mais afin d'intéresser nos lecteurs. Les collyres sont du domaine de la médecine, aussi nous ne nous permettrons aucune recommandation à ce sujet. La seule chose dont on puisse faire usage sans danger est l'eau pure ou additionnée d'une cuillerée à café d'eau-de-vie par verre. Dans de petites inflammations du bord des paupières, et lorsque les yeux picotent légèrement, on pourra employer l'eau de roses mélangée à parties égales avec l'eau de plantin ou l'eau de bluet. L'extrait de saturne ne doit être employé que sur une ordonnance de médecin. Pour les yeux faibles, nous croyons pourtant devoir indiquer une petite médication dont nous avons constaté sur nous les bons effets : c'est une légère infusion de thé noir, que l'on emploie à froid et dont on se bassinera les yeux matin et soir.

A l'égard des collyres, M. le docteur Desmarres, dont les conseils savants font autorité, s'exprime ainsi : « L'expérience nous a appris que les simples fomentations, avec les collyres liquides les plus faibles, faits sur l'œil au moyen d'un linge

ou d'une éponge, sont de la plus grande utilité, e
que l'on ne doit jamais permettre de baigner l'organe dans ces petits vases inventés par Fabrice
d'Acquapendente et nommés *œillères*.

« Le contact de cette manière est trop direct,
trop prolongé, et à moins que le collyre ne soit
excessivement faible, presque tiède, on aura des
effets tout autres que ceux sur lesquels on aurait
dû compter. »

Ces observations sont fort importantes à connaître, ainsi que celles que le même docteur fait
à l'égard des pommades.

« Quand on emploie les pommades dans le traitement des maladies des paupières, on doit avoir
soin, avant de les appliquer, d'enlever les croûtes
fixées entre les cils, sous peine de n'obtenir qu'un
effet nuisible ou tout au moins nul. Rien n'est
plus simple que le mode d'application ; il suffit
de placer sur le bout du doigt, gros comme une
tête d'épingle de la pommade, et, l'œil étant tenu
fermé, de porter le médicament sur la marge ciliaire, et de l'y déposer au moyen de frictions
légères pratiquées dans le sens horizontal. »

Les substances les plus employées dans les collyres sont : le nitrate d'argent, le sulfate de zinc,
l'acétate de cuivre, le sulfate de cuivre, le sous-
acétate de plomb liquide, l'alun (sulfate d'alumine

et de potasse), le borax ou borate de soude, le sulfate d'atropine (belladone).

La pierre divine est aussi très-employée à l'état solide ou liquide, pour cautériser légèrement. Ce composé s'obtient en fondant 90 gr. de chacune des substances suivantes : Sulfate de cuivre, nitre et alun, et en ajoutant un peu de camphre.

Les pommades se préparent avec plusieurs des substances déjà citées. Parmi les plus généralement employées et celles qui ont le plus de vogue dans le public, nous citerons celles de la duchesse de Montebello, de la veuve Farnier et du Régent. Toutes ces pommades doivent leur effet à l'oxyde rouge d'hydrargyre (mercure).

La pommade de la duchesse de Montebello contient de l'oxyde rouge et du camphre, celle de la veuve Farnier, analysée par **M. Page**, pharmacien à Paris, paraît devoir contenir pour 12 grammes de principe graisseux, 30 centigr. d'oxyde rouge et 80 centigr. d'alun.

La pommade du Régent est la combinaison des deux précédentes et contient l'oxyde rouge, l'alun et le camphre.

Ces diverses pommades, utiles dans certains cas, sont souvent employées inconsidérément, et nous insistons pour que leur usage ne soit adopté que sur l'ordonnance d'un médecin. Je ne parlerai

ici ni des poudres, ni des autres moyens thérapeutiques relatifs aux maladies des yeux ; voulant
nous renfermer essentiellement dans notre sujet,
dont l'optique fait la partie principale, relativement aux maladies des yeux, nous répéterons encore ce que Réveillé-Parise a si bien dit :

*Il ne faut s'en rapporter, dans les maladies
graves des yeux, qu'aux gens de l'art les plus ex-
périmentés, et non à cette foule de médicastres qui
savent tout, hors qu'ils sont ignorants.*

Terminons en parlant des préjugés.

Préjugé et erreur sont synonymes ; à l'égard
des lunettes, on se trompe à chaque instant. Nous
dirons quelques mots sur ce sujet.

« 1º Il faut prendre des lunettes le plus tard
possible. »

A cette erreur généralement répandue, nous
répondrons ce qui est vrai :

Il faut prendre des lunettes dès qu'on en sent
l'utilité, sous peine d'altérer sa vue.

« 2º Les verres bleus adoucissent la vue. »

Les verres bleus sont nuisibles ; ils doivent être
enfumés, on ne doit pas s'en servir dans la presbyopie, et jamais sans indication spéciale.

« 3º Il faut prendre un numéro pour le jour et
un autre pour le soir. »

Il est nuisible, dans la plupart des cas, d'avoir plusieurs numéros ; un numéro bien choisi sert pour le jour et le soir.

« 4° Le mot *conserve* est mal compris. »

Que signifie ce mot ? Toute lunette bien choisie conserve la vue. — On applique cette dénomination aux verres plats colorés, qui servent pour les promenades au soleil, etc.

« 5° On craint toujours d'avoir des verres trop forts, jamais trop faibles, ce qui est aussi nuisible. »

On pourrait citer encore nombre de préjugés ; espérons que le jour n'est pas éloigné où la question des lunettes sera comprise.

TABLE DES MATIÈRES

PARIS. — IMPRIMÉ CHEZ BONAVENTURE, DUCESSOIS ET Cᵉ,
55, QUAI DES GRANDS-AUGUSTINS.

LIBRAIRIE

FRANÇAISE ET INTERNATIONALE

Paris, 8, rue Guénégaud.

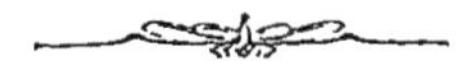

ÉDITIONS FONTEYN.

RESOLUTIONES AUTHENTICÆ quas nulla dempta, meliori ordine disposuit ac notis plurimis locupletavit J. B. Falise, Dioec, Ternac, presbyter sacræ congregationis indulgentiarum. Trois parties. Prix.   7 fr.

IN HISTORIAM CREATIONIS mosaïcam commentatatio, auct. J. B. Pianciani, S. J. Editio nova, aucta et recognita in-8. Prix.   •   2 50

INSTITUTIONES THEOLOGICÆ MYSTICÆ ad usum directorum animarum ex S. Scriptura sacra, Conciliis, SS. Patribus, Mysticis primariis ac Theologicis ratiociniis adornata, per auct. Domin. Schram, ex ord. Benedicti. 2 forts vol. in-8. Prix.   7 fr.

DIRECTORIUM MYSTICUM, auct. Scaramello. 1 vol. in-12. Prix.   3 fr.

ACTA S. THERESIÆ A JESU, carmelitarum strictoris observantiæ parentis commentario et observationibus illustrata a Joseph Vandermoere, etc. 1 vol. in-fol., faisant partie du tome VII d'octobre de la collection des Bollandistes. Au lieu de 35 fr.   20 fr.

   Cet ouvrage ne se trouve pas dans la collection des *Acta sanctorum.*

SOUS PRESSE, POUR PARAÎTRE PROCHAINEMENT :

ITINÉRAIRE CATHOLIQUE DE ROME, par Ed. de BLESER, chanoine honoraire de la métropole de Malines, professeur à la première section du séminaire archiépiscopal. I beau vol. in-8, orné de nombreux plans annotés des basiliques, des églises, des musées, des chambres des saints, etc., etc., gravés sur pierre.

DIVERS.

VIES DES SAINTS, suivies de réflexions pour tous les jours de l'année ; publiées avec l'autorisation de Mgr P. S. Parisis ; par M. M. PAREL, chanoine honoraire d'Arras. 2 vol. in-18 jésus. Prix. 6 fr.

FÊTES ET SAINTS DE LA LITURGIE ROMAINE et du propre liturgique de divers diocèses, par N. M. G. LATROUETTE. 2 vol. in-18 jésus. Prix. 6 fr.

ÉDITIONS HEUSSNER.

OEUVRES DE GEORGES CHASTELLAIN, publiées par M. le baron KERVYN DE LETTENHOVE, membre de l'Académie royale de Belgique. Volumes I à III, grand in-8, papier vergé. Prix du volume.   7 fr.

L'ouvrage sera complet en 7 vol., qui paraîtront dans le courant de 1864.

LE PREMIER LIVRE DES CHRONIQUES DE JEHAN FROISSART, texte inédit, publié, d'après un manuscrit du Vatican, par M. le baron KERVYN DE LETTENHOVE, membre de l'Académie royale de Belgique. 2 beaux vol. in-8, papier vergé, chacun de plus de 400 pages. Prix.   14 fr.

CHRONIQUE DE JEHAN LE BEL, publiée pour la première fois par M. M. L. POLAIN, membre de l'Académie royle de Belgique. 2 beaux volumes gr. in-8, papier vergé. Prix. 14 fr.

Les ouvrages précédents forment le commencement d'une série de volumes des principaux écrivains belges en langue française du moyen âge, publiés par des membres de l'Académie royale de Belgique. L'exécution typographique de M. Weisenbruch, imprimeur du Roi, se fait avec les soins les plus minutieux en caractères neufs. On tire de chaque ouvrage un petit nombre d'exemplaires en plus grand papier, au prix de 14 fr. le volume.

LES ANCIENS PEINTRES FLAMANDS, leur vie et leurs œuvres, par J. A. Crowe et G. B. Cavacaselle. Traduit de l'angl ais par O. Delepierre, annoté et augmenté de documents inédits par A. Pinchard et Ch. Ruelens. 2 beaux volumes in-8, papier vélin, ornés de 12 planches. Prix. 15 fr.

LES TROUVÈRES brabançons, hainuyers, liégeois et namurois, par M. Arthur Dinaux, chevalier de la Légion d'honneur, correspondant de l'Institut impérial, associé de l'Académie royale de Belgique et membre de plusieurs Sociétés littéraires de la France et de la Belgique. Un beau volume grand in-8 de XL et 717 pages, papier vélin. Prix. 8 fr. 50

Ce volume forme en même temps le 4e de l'ouvrage du même auteur.

TROUVÈRES, JONGLEURS ET MÉNESTRELS du nord de la France et du midi de la Belgique. *Paris*, 1843-47, 3 vol. in-8. (Epuisé.)

ARMORIAL DES ALLIANCES DE LA NOBLESSE DE BELGIQUE, par M. le baron Isid. de Stein d'Altenstein. Paraît par livraisons grand in-4, avec quatre blasons bien coloriés et texte. Prix par livraison. 5 fr.

BULLETIN DU BIBLIOPHILE BELGE, publié par F. Heussner, sous la direction de M. Aug. Scheler, bibliothécaire du roi. Années 1843 (première) à 1863, 19 vol. in-8, avec

planches et table des neuf premiers vol. Prix.
228 fr.
Chaque volume renferme environ 500 pages et se
vend séparément. 12 fr.
La table des neuf premiers volumes (formant la
1re série) se vend. 6 fr.

ÉDITIONS MUQUARDT.

Beaux-Arts.

**MONUMENTS D'ARCHITECTURE ET DE SCULP-
TURE EN BELGIQUE,** dessins d'après nature, li-
thographiés en plusieurs teintes, par F. STROO-
BANT; accompagnés de notices historiques par
F. Stappaerts. 2 vol. grand in-fol, contenant
60 pl. à l'aquarelle, demi-reliure, maroquin, pla-
que dorée. Prix. 200 fr.
Reliure de luxe, style moyen âge, en maroquin du
Levant. Prix. 300 fr.

LE RHIN MONUMENTAL ET PITTORESQUE.—Co-
logne à Maycnce.—Aquarelles d'après nature, li-
thographiées en plusieurs teintes; par MM. FOUR-
MOIS, LAUTERS et STROOBANT, texte par M. L. HY-
mans. Publié sous le patronage de S. A. R.
madame la princesse de Prusse. 1 vol. gr. in-fol.,
contenant 30 planches à l'aquarelle.
Reliure demi-maroquin, plaque dorée. Prix. 100 fr.
Reliure de luxe, style moyen âge, en maroquin du
Levant. Prix. 135 fr.
LE MÊME OUVRAGE, deuxième édition, format petit
in-fol. 1 vol. de 30 planches à l'aquarelle.
Reliure demi-maroquin, plaque dorée. Prix. 75 fr.
Reliure de luxe, style moyen âge, en maroquin du
Levant. Prix. 100 fr.

LE RHIN MONUMENTAL ET PITTORESQUE. —
Francfort à Constance.—Aquarelles d'après na-
ture, lithographiées en plusieurs teintes, par
F. STROOBANT, avec un texte descriptif par

M. L. Hymans. 1 vol. gr. in-fol., avec 24 aquarelles. Prix pour l'édition de luxe. Broché. 90 fr.
LE MÊME, petit in-fol. Prix. 60 fr.

N. B. Les deux volumes réunis en un, demi-re-
riure, maroquin. Prix. 130 fr.

L'OEUVRE DE PIERRE-PAUL RUBENS, gravé au
burin par les anciens peintres flamands et repro-
duit par la photographie; estampes photogra-
phiées par MM. LEBU et RADOUN, accompagnées
d'un texte explicatif par Fétis.
Premier volume : *La Bible, Ancien et Nouveau Tes-
tament.* Un magnifique volume in-folio, avec
40 phothographies. Prix. 190 fr.
Reliure élégante, demi-maroquin, plaque dorée.
Prix. 215 fr.
Deuxième volume : *Allégories sacrées.* Vierges,
saints et martyrs. Un magnifique volume gr.
in-fol., avec 40 photographies. Prix. 190 fr.
Reliure comme ci-dessus. Prix. 215 fr.

**PAYSAGES ET CHASSES DE PIERRE-PAUL RU-
BENS**, dessinés par F. FOURMOIS et J. VAN SEVER-
DOUCK, texte par E. Fétis. Un magnifique volume
in-folio, renfermant 36 planches sur papier de
Chine, plusieurs feuilles de texte, titres et tables.
Prix. 90 fr.

LE MÊME, reliure riche, en demi-maroquin, plaques
dorées. Prix. 105 fr.

VUES PITTORESQUES DE LA BELGIQUE et de ses
monuments les plus remarquables, dessinées et
gravées sur bois par les premiers artistes de Bruxelles. Un volume grand in-8, contenant 24 planches.
Prix. 10 fr.

LE MÊME, avec les planches coloriées à l'aquarelle.
Prix. 15 fr.

AVANT, PENDANT, APRÈS, souvenirs des bains
d'Ostende, aquarelles d'après nature, en plusieurs
teintes, par M. H. HENDRICKX. 3 magnifiques planches in-fol., avec couverture illustrée. Prix. 6 fr.

MANUEL DE L'HISTOIRE DE LA PEINTURE, écoles anglaise, flamande et hollandaise, par G. P. WAAGEN, directeur de la galerie royale de tableaux à Berlin, traduction par MM. L. Hymans et J. Petit, avec un grand nombre d'illustrations. 3 beaux volumes in-8. Prix.   21 fr.

Histoire, généalogie, héraldique, géographie.

CORRESPONDANCE DE CHARLES V ET D'ADRIEN VI, publiée pour la première fois. Un fort volume in-8; par M. GACHARD, archiviste général du royaume, membre de l'Académie royale de Belgique. Prix.   7 fr.

LA CAPTIVITÉ DE FRANÇOIS Ier ET LE TRAITÉ DE MADRID, étude historique, 1 vol. in-8; par M. GACHARD. Prix.   3 fr.

RETRAITE ET MORT DE CHARLES V AU MONASTÈRE DE JUSTE; lettres inédites, publiées d'après les originaux conservés dans les archives royales de Simancas. 3 vol. in-8. Prix.   24 fr.

CORRESPONDANCE DE PHILIPPE II sur les affaires des Pays-Bas, publiée d'après les originaux conservés dans les archives royales de Simancas; précédée d'une notice historique et descriptive de ce célèbre dépôt, et d'un rapport à M. le ministre de l'intérieur, par M. GACHARD. 4 vol. in-4. Prix.   75 fr.

HISTOIRE COMPLÈTE DE LA NOBLESSE DE FRANCE, depuis 1789 jusque vers 1862, suivie de considérations sur la grandeur de la noblesse, sa situation actuelle et l'influence morale qu'elle exerce sur les autres classes de la société, par H. BATJIN. Prix.   7 fr. 50

DON CARLOS ET PHILIPPE II, par M. GUICHARD. Grand in-8. Prix.   16 fr.

Cet ouvrage est à peu près épuisé.

**DE LA PROPRIÉTÉ LITTÉRAIRE INTERNATIO-
NALE**, de la contrefaçon et de la liberté de la
presse; par M. C. MUQUARDT. Prix.   75 c.

LE DROIT D'AUTEUR et le brevet d'invention. In-8,
par M. MUQUARDT. Prix.   .   50 c.

Littérature, bibliographie, belles-lettres.

BIBLIOGRAPHIE DE LA BELGIQUE, ou catalogue
général de l'imprimerie et de la librairie belge,
publié par M. C. MUQUARDT. 26 années parues
(1838 à 1863). Prix de la collection.   60 fr.
Prix de l'abonnement par an.   2 fr. 50

**HISTOIRE ET AVENTURES DE L'ILLUSTRE CHE-
VALIER BARON DE MUNCHHAUSEN**, traduite de
l'allemand de BURGER, illustrée par Hendrickx.
Un vol. in-8, avec un grand nombre de gravures
sur bois. Prix.   2 fr. 50

LE MÊME OUVRAGE, percaline dorée sur les plats.
Prix.   3 fr. 50

**MÉMOIRES DE LA SOCIÉTÉ ROYALE DES SCIEN-
CES DE LIÉGE.** Tomes I à XV, 1843 à 1860. In-8,
avec planches. Prix.   169 fr.

LES ARBRES, études sur leur structure et leur vé-
gétation; par le docteur SCHACHT, professeur ordinaire à l'Université de Bonn. Traduit, d'après la
deuxième édition allemande, par Edouard Morren,
professeur à l'Université de Liége, etc., etc. OU-
VRAGE PUBLIÉ SOUS LES AUSPICES DE FEU M. LE BA-
RON AL. DE HUMBOLDT.—Deuxième édition, augmentée de 10 superbes gravures sur acier et
illustrée de 205 gravures sur bois, ainsi que de
4 planches lithographiées, représentant ensemble
550 sujets. Un beau volume grand in-8. Prix, broché.   16 fr.
Belle reliure, demi-maroquin et dor. Prix. 19 fr.

LES PHÉNOMÈNES DE LA NATURE, leurs lois et
leurs applications aux arts et à l'industrie. Tra-

duit, d'après le docteur W. F. A. Zimmermann, par
le docteur VALÉRIUS, professeur de physique à
l'Université de Gand. 2 vol. grand in-8, illustrés
d'un grand nombre de gravures sur bois et de
plusieurs planches coloriées.—Prix de l'ouvrage
complet, en 2 vol. brochés,   10 fr.

LE MÊME, relié en 1 vol., demi-reliure chagrin,
                                                  14 fr.

L'auteur, désirant mettre un ouvrage aussi utile à la portée de tous, en a fixé le prix au chiffre très-bas de 10 fr.

LE MONDE AVANT LA CRÉATION DE L'HOMME,
ou le berceau de l'univers. Histoire populaire de
la création et des transformations du globe, renfermant les annales primitives des trois règnes de
la nature, basées sur les plus récentes découvertes de la science et puisées dans les archives de
la terre, consistant en plus de 27,000 espèces diverses de plantes et d'animaux antédiluviens conservés dans les collections et les musées de l'Eu-
rope et de l'Amérique, le tout expliqué, mis en
ordre et raconté aux gens du monde; par le docteur ZIMMERMANN, traduit de l'allemand sur la huitième édition par L. M. Strens. Douzième édition, revue, corrigée et augmentée, illustrée de
250 gravures sur bois et de 3 grandes planches.
Un beau volume grand in-8 de 500 pages. Prix.
                                                  5 fr.
Relié.   7 fr. 50
Se vend aussi en 32 livraisons à 15 centimes.

L'HOMME. Problèmes et merveilles de la nature
humaine, physique et intellectuelle. Origine de
l'homme; son développement de l'état sauvage à
l'état de civilisation. Exposé complet d'anthropo-
logie et d'ethnographie, à l'usage des gens du
monde. Ouvrage faisant suite au MONDE AVANT LA
CRÉATION DE L'HOMME; d'après les découvertes les
plus récentes en sciences naturelles et en histoire.
Publié en 50 livraisons à 20 cent.; orné d'un très-
grand nombre d'illustrations; par le docteur

W. F. A. ZIMMERMANN, auteur du MONDE AVANT LA CRÉATION DE L'HOMME.

LE RÈGNE ANIMAL. Première série : Histoire naturelle des mammifères, planches coloriées d'après nature et accompagnées d'un texte explicatif en français avec texte flamand en regard, d'après l'ouvrage du docteur G. H. DE SCHUBERT, conseiller aulique et professeur à Munich.

Un bel album in-folio de 30 planches coloriées, cartonné.   10 fr.

L'ouvrage se vend aussi en 10 livraisons à   1 fr.

A l'usage des écoles, on a fait monter, pour être attachés au mur, des exemplaires sur huit grands cartons. Prix de la série complète, ainsi montée,   15 fr.

FLORE GÉNÉRALE DE LA BELGIQUE, par C. MATHIEU. 2 vol. in-8, avec supplément. Au lieu de 16 fr.   10 fr.

LA NUTRITION, ou la vie considérée dans ses rapports avec les aliments. In-8. Prix.   75 c.

LA TÉLÉGRAPHIE ÉLECTRIQUE mise à la portée de tout le monde, par L. STRENS, avec 25 gravures sur bois. Prix.   1 fr. 50

GERMANIA, ou LA POÉSIE ET LA PROSE ALLEMANDE, depuis Lessing jusqu'à nos jours; suivie d'un précis de la littérature allemande; par A. LEBERMUTH, professeur d'allemand à l'Athénée royal de Bruxelles. 2 vol. in-8. Au lieu de 6 fr.   4 fr.

Chaque volume se vend séparément 2 fr.

ÉDITIONS F. CLAASSEN, A BRUXELLES.

Méthode Froebel.

ÉDUCATION NOUVELLE. Manuel pratique des jardins d'enfants de F. Froebel, à l'usage des institutrices et des mères de famille; composé sur les documents allemands par J. F. JACOBS, directeur des écoles communales, et madame la baronne de Marenholtz. Deuxième édition, revue et augmentée. Un gros volume in-4, avec 80 gravures in-4 et 14 pages de musique. Prix. 10 fr.

VIVONS POUR NOS ENFANTS. Les causeries de la mère. Causeries, jeux, chansonnettes, airs notés, gravures et leçons pour la récréation et l'éducation du premier âge, d'après F. Froebel; par la baronne DE CROMBRUGGHE. Un beau volume grand in-4, orné de 50 grandes magnifiques gravures in-4, dessinées par Scherer, et 50 pages de musique. Prix, broché. 12 fr.
Richement relié, plaque spéciale, tranches dorées. 15 fr.

L'ÉDUCATION DE L'HOMME, par FROEBEL; traduit de l'allemand par la baronne de Crombrugghe. Un gros volume grand in-8, avec portrait de Froebel. Prix. 7 fr. 50

LE PETIT LIVRE DES ENFANTS DU BON DIEU. Entretiens d'une mère avec ses enfants sur l'utilité des animaux. OUVRAGE COURONNÉ. Avec 25 gravures in-4 par Scherer. Riche couverture en couleurs. Prix. 3 fr. 50

CROMBRUGGHE (BARONNE DE). Les ouvriers de Dieu. Entretiens sur le travail. 1 volume in-8. Prix. 2 fr.

HISTOIRE DE LA RÉVOLUTION BELGE de 1830 et historie de la Belgique jusqu'à 1860, par le docteur P. ROGER. Seconde édition. Un gros volume grand in-8. Prix. 3 fr. 50

CALENDRIER BELGE. Description des fêtes religieuses et civiles, usages, croyances et pratiques populaires des Belges anciens et modernes; par le baron DE REINSBERG-DURINGEFELD. 2 gros volumes grand in-8. Prix. 15 fr.

BENEKE. Nouvelle psychologie comparée, d'après des principes méthodiques. Traduit de l'allemand par le docteur BLOCKHUYS. Un volume in-8. Prix. 2 fr.

BURGER. Galerie Luermondt à Aix-la-Chapelle. Un volume in-8. Prix.   3 fr.
— Galerie d'Arenberg à Bruxelles. Un vol. in-8. Prix.   2 fr.
— Trésors d'art en Angleterre. Un gros volume in-12. Prix.   3 fr. 50

VERHAEGEN, avocat. Etudes de droit public. Un vol. in-12. Prix.   3 fr.

GERVINUS. Introduction à l'histoire du xixᵉ siècle. Un volume grand in-8. Prix.   3 fr.

ÉDITIONS KIESSLING.

LA PHYSIQUE ILLUSTRÉE, ou exposition facile des principes de cette science et de leurs rapports avec les applications concernant les propriétés générales de la matière, la statique, la mécanique, l'hydrostatique, les gaz, la théorie de la lumière et celles du son, de l'électricité et du magnétisme. Une planche est consacrée à la nomenclature chimique et à divers appareils qui servent dans les expériences. Texte explicatif de plus de 250 figures gravées et coloriées sur carton.—Le tout renfermé dans un élégant portefeuille. Prix :   14 fr.

LA TERRE ILLUSTRÉE, ou tableau pittoresque du globe sous le rapport physique, botanique et ethnographique. Atlas de 13 planches imprimées sur carton et coloriées, avec texte explicatif. Le tout renfermé dans un élégant portefeuille. Prix :   14 fr.

L'ASTRONOMIE POPULAIRE, ou description des corps célestes, avec atlas en tableaux transparents (12 planches), à l'usage des gens du monde. Troisième édition. In-4. Prix :   14 fr.

HISTOIRE NATURELLE en tableaux dessinés et coloriés d'après nature, avec 52 planches coloriées in-4, imprimées sur carton, formant un

atlas avec couverture en toile. Nouvelle édition
à bon marché. Prix : 25 fr.

(La première édition a coûté 50 fr.)—Voici la nomenclature des planches : 4 tableaux, les Animaux antédiluviens ; 12 tableaux, les Mammifères ; 12 tableaux, les Oi-
seaux ; 12 tableaux, la Botanique: 2 tableaux, la Minéra-
logie; 1 tableau, Insectes ; 2 tableaux, Poissons ; 2 ta-
bleaux, Amphibies : 1 tableau Coléoptères; 1 tableau Tor-
tues, Salamandres ; 1 tableau, Papillons; 1 tableau,
Infusoires, Colimaçons.—1 Titre gravé et illustré.

**LA COMPOSITION CHIMIQUE DES ALIMENTS ET
DES FOURRAGES,** par le docteur A. MULLER, professeur de chimie agricole à Stockholm. 1 tableau colorié in-folio. Prix : 1 fr. 50

PHOTOGRAPHIE ARTISTIQUE, reproduction des
grands maîtres : Poussin, Raphaël, Rubens, Al-
bane, Titien, Corrége, Vanloo, Dominiquin,
Guide, Lebrun, Brook, Boucher, Greuze, Frago-
nard, Pellegrini, Robert-Fleury, Gérard, Salvator
Rosa, Téniers, Annibal Carrache, Deviro, etc., etc.
Format avec marges, 38 centimètres sur 31 centimètres. Prix : 3 fr. chaque reproduction.

LES MÊMES, format des cartes de visite. Prix : 1 fr.

SAINT FRANÇOIS DE SALES, magnifique planche
gravée au burin par M. Dause. Prix : 4 fr.

SAINTE CLAIRE, gravée au burin par M. Dause.
Prix: 4 fr.

LIBRAIRIE DE CH. ALBESSARD,

Rue Guénégaud, 8, Paris.

Livres de Fonds.

EXTRAIT DU CATALOGUE.

TRAITÉ THÉORIQUE ET PRATIQUE des maladies des yeux, par le docteur Ch. DEVAL, docteur en médecine de la Faculté de Paris, professeur de clinique ophthalmologique, membre des Académies de médecine de Madrid, de Naples, de Marseille, de Poitiers, etc. Un très-fort volume grand in-8. Prix : 15 fr.

Contenant: 1° 44 figures intercalées dans le texte; 2° 6 planches destinées à l'appareil instrumental; 3° 6 planches coloriées représentant les principales altérations constatables à l'ophthalmoscope; 4° l'épreuve de la vue ou échelle typographique d'E. Jaeger.

Sur un rapport favorable du Conseil de santé des armées, le ministre de la guerre vient d'adopter cet ouvrage pour les bibliothèques des hôpitaux militaires.

NOUVEAU MANUEL MÉDICAL à l'usage du clergé, ou *Vade-Mecum* de la santé et de la longévité: par le docteur SYDENHAM. Ouvrage entièrement revu, augmenté, et suivi d'un Appendice sur le Célibat, le Jeûne et l'Abstinence des prêtres; par Adolphe HUARD; ouvrage honoré de lettres approbatives de Son Eminence le cardinal Morlot, de NN. SS. les évêques d'Orléans, de Nevers, du Mans, de Saint-Brieuc, de Pamiers, etc. Deuxième édition, augmentée d'un formulaire médical, pharmaceutique, ainsi que la liste des substances les plus actives employées en médecine, et les doses auxquelles elles s'administrent aux adultes. Un volume in-18. Prix : 1 fr. 25

HYGIÈNE DE LA VUE, ouvrage utile à tout le monde; par M. Arthur Chevalier. Un joli volume in-18, avec de nombreuses figures. Prix :   1 fr.

GUIDE MÉDICAL ET HYGIÉNIQUE DU VOYAGEUR, par le docteur Emile Decaisne, renfermant : 1o L'Hygiène du voyageur en chemin de fer; 2o Les voyages sur mer et les climats, au point de vue hygiénique et médical; 3o Guide des baigneurs aux eaux minérales de France et de l'étranger et aux bains de mer. Un joli volume in-18 jésus, imprimé avec luxe. Prix :   5 fr.

Le même ouvrage se vend aussi en trois parties séparées, sous les titres suivants :

Hygiène du voyageur en chemin de fer. Un volume in-18. Prix :   1 fr. 50

Les voyages sur mer et les climats, au point de vue hygiénique et médical. Un joli volume in-18. Prix :   2 fr.

Guide des baigneurs aux eaux minérales de France et de l'étranger et aux bains de mer. Un joli volume in-18. Prix :   2 fr.

sous presse, *pour paraître prochainement.*

LE MÉDECIN DES ENFANTS, de la naissance à la puberté; par le docteur Em. Decaisne. Un volume in-18.

———

LE CHASSEUR D'INSECTES, instruction pour découvrir, prendre, préparer et conserver les insectes, précédée d'une introduction élémentaire à l'étude de l'entomologie; par A. M. Perrot. Un joli volume in-18, avec 45 figures sur bois. Seconde édition. Prix :   1 fr. 25

Ouvrage honoré de la souscription du ministre de l'agriculture.

TRAITÉ PRATIQUE du naturaliste préparateur, par Arthur Eloffe, naturaliste préparateur et professeur de taxidermie, membre de plusieurs Sociétés d'horticulture, sept fois lauréat aux Expositions.

Un joli volume in-18 raisin, avec figures. Prix,
cartonné :   2 fr.

Ouvrage honoré de la souscription du ministre de l'a-
griculture.

LES PAPILLONS, guide de l'amateur de Lépidop-
tères, par A. Dupuis, professeur d'histoire naturelle, membre de plusieurs Sociétés. Un joli volume in-18, orné de 92 figures coloriées avec soin.
Prix :   . 6 fr.

CAUSERIES D'UN NATURALISTE, par A. Dupuis,
professeur d'histoire naturelle. Un joli volume
in-18 raisin, avec figures. Prix :   1 fr. 50

LES SENSITIVES, ou physiologie végétale, par
M. Regley. Un joli volume in-18 raisin, avec figures. Prix :   1 fr.

L'OEILLET ; son histoire et sa culture, par A. Dupuis, professeur d'histoire naturelle, membre de
plusieurs Sociétés, etc. Un joli volume in-18.
Prix :   1 fr.

Ouvrage honoré de la souscription de S. Exc. le ministre de l'agriculture.

MANUEL PRATIQUE de l'éducation des vers à
soie, ou la Sériciculture régénérée ; suivi d'un nouveau Traité d'éducation pour obtenir de la graine
de première qualité ; par Alphonse Taurigna,
praticien sériciculteur, membre de plusieurs Sociétés agricoles, etc. Seconde édition, revue et
augmentée. Un volume in-8. Prix :   6 fr. 50

Cet ouvrage a valu à son auteur une médaille d'honneur
de première classe décernée par l'Académie nationale agricole de Paris.

TRAITÉ PRATIQUE de l'éducation des abeilles,
par J. François Roux, apiculteur. Un joli vol.
in-16. Prix :   2 fr.

Cet ouvrage a obtenu la médaille d'or au concours
agricole de Paris.

L'ART DE PRÉPARER LES PLANTES terrestres,
d'eau douce et marines, pour en former des her-
biers et albums pour l'étude, par Arth. Eloffe,

naturaliste préparateur, etc. In-18, avec planches.
Prix : 1 fr.

L'ORTIE, ses propriétés alimentaires, médicales, agricoles et industrielles; par Arthur Eloffe. In-18.
Prix : 60 c.

UTILITER PREMOR, observations et documents, tant anciens que nouveaux, relatifs aux forêts, par M. V. MARULAZ. inspecteur des forêts. 1 volume in-8, accompagné de figures et de tableaux explicatifs. Prix : 2 fr. 50

LA FEMME TELLE QU'ELLE EST, étude, par le chevalier de MOLLER. Un volume in-18 jésus.
Prix : 3 fr.

HISTOIRE ABRÉGÉE du Consulat et de l'Empire, par Adolphe HUARD. Troisième édition, revue et corrigée. Un joli volume in-18, 14 figures. Prix : 2 fr.

Ouvrage honoré de la souscription de LL. MM. l'Empereur et l'Impératrice, de LL. Exc. les ministres de l'intérieur, de l'instruction publique, de la marine, etc.

BIBLIOTHÈQUE DES CAMPAGNES.

LES FASTES HÉROÏQUES de la France, par Adolphe HUARD. Un joli volume in-32 jésus, orné de 12 gravures. Prix : 1 fr.

LE RÉVEIL DE LA POLOGNE, histoire de l'insurrection polonaise, précédée des guerres de la Chine, de la Cochinchine et du Mexique; par Adolphe HUARD. Un joli volume in-32 jésus de 380 pages. Prix : 1 fr.

LES VICTOIRES ET CONQUETES de la France, par Adolphe HUARD. Un joli volume in-32 jésus, orné de 12 figures et d'une couverture tirée en couleur.
Prix : 1 fr.

Paris.—Imprimé chez Bonaventure et Ducessois, 55, quai des Augustins.

BIBLIOTHEQUE NATIONALE DE FRANCE
3 7531 04125030 0

www.ingramcontent.com/pod-product-compliance
Ingram Content Group UK Ltd.
Pitfield, Milton Keynes, MK11 3LW, UK
UKHW022221120726
13694UKWH00002B/642